小儿适宜技术丛书

小儿刮痧

——一学就会 一刮就灵

刘明军　陈邵涛　主编

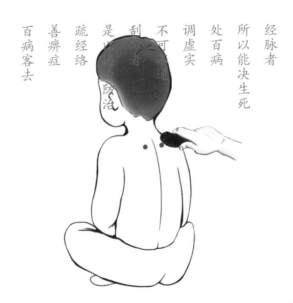

经脉者
所以能决生死
处百病
调虚实
不可不通
刮痧者
是以刮治痧症
疏经络
善痹症
百病客去

U0320077

全国百佳图书出版单位
中国中医药出版社
·北京·

图书在版编目（CIP）数据

小儿刮痧/刘明军，陈邵涛主编 . —北京：中国中医药出版社，
2022.8（2025.5重印）
（小儿适宜技术丛书）
ISBN 978 - 7 - 5132 - 7481 - 4

Ⅰ . ①小…　Ⅱ . ①刘…　②陈…　Ⅲ . ①小儿疾病 - 刮搓疗法
Ⅳ . ①R244.4

中国版本图书馆 CIP 数据核字（2022）第 044317 号

中国中医药出版社出版

北京经济技术开发区科创十三街 31 号院二区 8 号楼
邮政编码　100176
传真　010 - 64405721
保定市西城胶印有限公司印刷
各地新华书店经销

开本 880×1230　1/32　印张 8　字数 185 千字
2022 年 8 月第 1 版　2025 年 5 月第 2 次印刷
书号　ISBN 978 - 7 - 5132 - 7481 - 4

定价　79.00 元
网址　www. cptcm. com

服 务 热 线　010 - 64405510
购 书 热 线　010 - 89535836
维 权 打 假　010 - 64405753

微信服务号　zgzyycbs
微商城网址　https://kdt. im/LIdUGr
官 方 微 博　http://e. weibo. com/cptcm
天猫旗舰店网址　https://zgzyycbs. tmall. com

《小儿刮痧——一学就会 一刮就灵》
编委会

主编简介

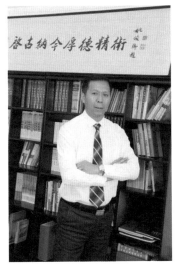

刘明军，医学博士，教授，博士研究生导师，现任长春中医药大学针灸推拿学院院长。国家中医药管理局重点学科推拿学科后备带头人，吉林省有突出贡献专家，吉林省教学名师。国家级一流专业负责人，国家级精品课程推拿手法学负责人，吉林省优秀教学团队负责人，省级实验实训示范中心负责人。

学术兼职

世界中医药学会联合会中医手法专业委员会会长，中国针灸学会针推结合专业委员会主任委员，中国中医药研究促进会中医学术流派分会副主任委员，中国康复医学会推拿与康复技术专业委员会副主任委员。

教研情况

主编普通高等教育"十二五""十三五""十四五"规划教材10部；获国家教学成果二等奖1项；省优秀教学成果一等奖2项，二等奖1项；获省部级科学技术二等奖2项，三等奖3项。主持国家自然基金课题2项，发表SCI论文12篇。

第二主编简介

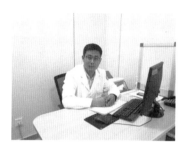

陈邵涛，医学硕士，副教授。吉林省优秀志愿者，校级优秀教师、百青教师、教学新秀，长白山通经调脏手法流派第4代传承人。

学术兼职

中华中医药学会推拿分会青年副主任委员，世界中医药学会联合会中医手法专业委员会理事，中国中医药研究促进会中医学术流派分会委员，中华中医药学会学术流派分会青年委员。

教研情况

国家级精品课程推拿手法学主讲教师，省优秀教学团队骨干教师；副主编及参编普通高等教育"十二五""十三五"规划教材5部、创新教材5部；获省优秀教学成果一等奖1项、三等奖1项。

科研情况

主持及参加国家自然科学基金、省部级科研和教改课题等20余项；获中医药国际贡献奖、省部级科技进步二等奖、三等奖5项；省自然科学成果二等奖1项、三等奖1项；中华中医药学会学术著作二等奖1项；省中医药学会科学技术一等奖1项、二等奖3项；发表学术论文30余篇，主编及参编学术著作10余部，获专利2项。

/前言

十九大报告指出："人民健康是民族昌盛和国家富强的重要标志，要完善国民健康政策，为人民群众提供全方位全周期健康服务。"随着大健康产业的发展，中医药地位的不断提升，中医外治法对人类健康的积极作用逐渐得到了全社会的接受和认可。

儿童的健康成长是每一位家长关心的话题，更是社会关注的重点领域。随着家长对医学知识的广泛了解，儿童静脉输液（受到政策限制）、抗生素应用等疗法逐渐被家长们所排斥。而传统中医外治法的疗效在几千年的临床实践中已经得到验证，特别是儿童艾灸、刮痧、拔罐疗法得到了空前的发展、普及和运用，并且得到越来越多儿童的接受与认可。

本人在 30 余年的临床、教学、科研实践中不断总结、研究发现，运用中医外治法治疗婴幼儿疾病时，在整体观念和辨证论治的前提下，选取的治疗位置均为穴位、经脉、部位，恰似平面空间的基本元素——点、线、面，故而提出"三元一体"的治疗思想。经过反复实践和验证发现，针对某一疾病，"三元一体"治疗思想指导下的效果往往要优于单一选穴、单一选经或单一选部位的方法，临床疗效满意。

为积极响应国家大力推进中医药文化传播的号召，促进中医药适宜技术广泛应用，特组织了一批具有丰富经验的临床医师和专业人员，编写了这套《小儿适宜技术丛书》。本套丛书就是在"三元一体"的理论指导下，将婴幼儿日常保健调理和疾病的治疗按照艾灸、拔罐、刮痧技术进行系统总结和整理，让读者一看就懂，一学就会，一用就灵。

本套丛书科学严谨、图文并茂、简单实用，可供临床医师和教学人员参考使用，亦可作为家庭保健的常备用书。

本套丛书编写几易其稿，所有编者都充分发挥了学术能力，做出积极努力，在此表示感谢！

书中如有不足之处，敬请广大同仁及读者提出宝贵的意见和建议，以便再版时修订完善。

2021 年 12 月于长春

/编写说明

随着健康中国战略的提出，国家将人民健康置于优先发展的位置，提出了人民健康是民族昌盛和国家富强的重要标志；提倡坚持中西医并重，传承发展中医药事业。近年来，中医药事业的不断发展和适宜技术的不断普及，中医外治法对人类健康的积极作用逐渐得到了全民的认可和接受。同时，婴幼儿健康是当今社会关注的热点问题，尤其是进入 21 世纪以来，年轻家长的育儿意识有所转变，自然疗法、中医外治法等绿色疗法越来越受到青睐。本书根据婴幼儿生理、病理特点及常见病症，结合刮痧法的操作特点和适应证，系统介绍了刮痧法对婴幼儿日常保健调理和疾病的治疗，为广大家长们提供一套简便实用、安全可靠、效果明显的家庭工具书。

本书共分五章，第一章小儿刮痧概述；第二章小儿刮痧基本要求，包括刮痧工具、介质、方法、顺序、要领、适应证与禁忌证及注意事项；第三章小儿刮痧常用穴位；第四章小儿刮痧保健调理；第五章小儿常见病刮痧调护，共介绍了 30 个常见病的刮痧治疗方法。

本书介绍的婴幼儿刮痧法最具特色的是在常见疾病治疗中所运用的"三元一体"治疗思想。主编刘明军教授在 30 余年的临床、教学、科研实践中不断总结发现，运用中医外治法治疗婴幼儿疾病时，在整体观念和辨证论治的前提下，选取的治疗位置均为穴位、经脉、部位，恰似平面空间的基本元素——点、线、面，故而提出"三元一体"的治疗思想。经过反复实践和验证发现，针对某一疾病，"三元一体"治疗思想指导下的效果往往优于单一选穴、单一选经或单一选部位方法，本书的治疗操作正体现了这一思想。本书具有内容科学严谨、图文并茂、技术简单实用、贴近临床，效果安全可靠、易于推广的特点，力求读者一看就懂、一学就会、一刮就灵，既可作为家长自学自用的工具用书，也可供从事本专业的医师、教师及学生参考备用。

本书不足之处希望读者提出宝贵意见，以便再版时修订提高，日臻完善。

《小儿刮痧——一学就会 一刮就灵》编委会
2022 年 1 月

/目录

第一章 小儿刮痧概述

一、刮痧起源与发展

刮痧疗法是一种古老的、自然的、具有中医特色的、非药物的外治疗法，也是传统中医临床的四大特色疗法（针灸、推拿、刮痧、拔罐）之一，它具有历史悠久、方法安全、简便实用、疗效可靠、适用广泛等特点，正因如此，刮痧疗法对于小儿日常疾病十分适用，尤其在缺医少药的年代和时期，小儿刮痧常充当民间医疗实践活动的主力。从古至今，这种疗法一直在民间广泛流传，历代医家在医疗实践当中也积累了丰富的治疗经验。

所谓"刮痧"，就是利用表面具有一定光滑程度的器物作为刮痧工具，配以能够起到润滑和治疗作用的介质，在人体表面的一些特定位置进行刮拭，一般刮出"痧疹"称之为痧，从而达到治疗和预防疾病的目的。中医学认为，这种"痧"是潜伏在人体内邪毒一类的致病因素，通过刮拭可以将邪毒排出体外。

所谓的"痧"一般有两种含义：一种是通过一定程度的刮拭，使皮肤出现红色或紫色如栗、略高出皮肤、触之碍手的痧点，这种反应是潜在或者已在的疾病的一种表现，同时也可以通过它的颜色和出痧部位来判断疾病的发展进程；另一种含义则是指"痧"并不是一种独立存在的现象，而是指在许多疾病的发展过程中都会出现的共同症状，故有"百病皆可发痧"的说法，所以在众多中医典籍中关于"痧"的记载涉及内、外、妇、儿等各科疾病。而在刮痧之后，某些部位的皮肤会出现或红色或紫色的疹点或瘀斑，一般而言，"痧"越多病情就相对越重：鲜红痧代表表证、暗紫痧代表里证。如果刮痧过程中痧点颜色由深变浅、由多变少多为病情逐渐好转的征象；如果痧有规律地分布于经络或者穴位处，说明所在经络或脏腑有病变。

刮痧的起源很早，在长沙马王堆出土的帛书《五十二病方》中就有刮痧的雏形，其以匕周擦拭患儿局部，至其出现"有血如蝇羽"。在葛洪的《肘后备急方》卷七中记载"沙虱"侵入人体后出现皮肤发疹并伴有"寒热疼痛，百节强"的症状，采用茅叶刮拭皮肤作为治疗方法。在唐朝时期有用苎麻来刮痧治病的记载。孙思邈为序的《华佗神医秘传》中也记载了噤口痧、绞肠痧、羊毛痧、斑痧等痧证，但是成书年代颇有争议。宋代《医说》中也有辨痧病的章节。到了元明时期就有更多的书籍记载了刮痧疗法，如元朝危亦林编著的《世医得效方》中便有关于搅肠痧的记载，并记载苎麻沾水刮擦的方法。到了明朝《仙传外科秘方》《证治准绳》《万氏家传保命歌括》《景岳全书》等书中都有关于痧证的记载。清朝发展尤为迅速，出现了专门论述刮痧的著作，如郭士遂编写的《痧胀玉衡》、吴尚先的《理瀹骈文》、王凯的《痧证全书》、刘奎的《松峰说疫》、欧阳调律的《治痧要略》、肖昺皇的《痧病杂谈》、赵学敏的《串雅外编》、张志聪的《侣山堂类辨》、高鼓峰的《四明心法》等，这些著作中都有刮痧疗法的记载。

小儿一直是从古至今民间刮痧疗法的主要实践对象，《保赤推拿法》记载"刮者，医指挨皮肤，略加力而下也"，吴尚先在《理瀹骈文》中记载"痧以油刮，五脏咸解"，并注解说无论是放血还是盐擦，皆"莫妙以瓷调羹蘸香油刮背，盖五脏之系，咸在于背，刮之则邪气随降，病自松解"。近年来，小儿刮痧更是广泛流传、空前发展，各大医院和门诊部的儿科都有刮痧治疗的项目，因其疗效显著且无副作用，逐渐为广大群众所接受。经过广大医务人员的实践总结，刮痧治疗的疾病种类逐渐增多，尤其在小儿疾病的刮痧方面积累了许多经验。

二、刮痧的作用原理

（一）中医学认识

刮痧疗法是以中医学的整体观念和经络学说为理论依据。从整体观念看，人的五脏六腑、四肢百骸及各个部位相互联系，彼此协调而成为一个有机的整体，所以在某些适当部位施以刮痧会对全身起到调节作用；从经络学说角度出发，人体的经络，内属脏腑，外络肢节，五官九窍和筋骨皮肉都相互协调联系。根据选取所刮穴位和部位的不同可以达到解表祛邪、调畅气血、运脾和胃、清热泻火、化湿除痰、疏通经络、开窍醒神、益气养心等功效，总的来说主要可以归纳为以下两点。

1. 解表祛邪，疏通经络

刮痧疗法能够通过刺激经络皮部，使腠理开泄，从而祛除侵袭体内的风、寒、暑、湿、燥、火、瘀血、痰湿、邪毒等，以达到疏通经脉和络脉，使病邪不向更深层次发展。当风寒之邪袭表而致营卫失调，肌肉酸痛、发热恶寒时，刮痧则能使卫表开泄，驱除邪气。当邪气闭阻经脉造成的肌肉附着点和筋膜韧带的组织疼痛，肌肉紧张，不通则痛，而通过刮痧疏通经络，改善气血循环，就会缓解肌肉的紧张和组织的疼痛，通则不痛。

2. 宣通气血，调节脏腑

当气血受外界邪气的影响而发生运行涩滞或者经络空虚时，就会对人体构成危害，可以通过刮痧疏导经络、皮部，从而引导营卫气血的正常运行输布，并且恢复各个经络脏腑功能的正常运行。脏腑功能禀受经络中血气的滋养，刮痧疗法可以通过刺激穴位和经络来调节脏腑，引导脏腑升降有序，达到气机正常的目的。如当人体正气亏虚时，外邪容易侵入，通过补虚泻实的方法刮拭相关腧穴，可以使脏腑功能达到平衡，从而抵御外邪，恢复健康。

（二）西医学认识

西医学对小儿刮痧的研究处于初步阶段，很多复杂机制并未明了，但是作用疗效是可以肯定的，西医学对小儿刮痧的研究主要是从局部作用和整体作用两个方面入手，归纳文献可以概括为以下三点。

1. 促进局部血液循环

局部皮肤的刮痧能够刺激肌肉末梢神经，增强局部肌肉伸缩，使血液和淋巴液循环加快，从而加快局部的新陈代谢，同时也改善局部血管的紧张度。如对颈部刮痧，能够改善颈部椎动脉血流速度，以达到治疗颈部或头部疾病的目的。动物实验中将动物关节内注入墨汁后刮痧，发现刮痧后关节的墨汁明显扩散，而另一侧无明显扩散，从而说明刮痧具有促进血液循环的作用。有人观察刮痧前后的甲皱微循环发现，刮痧后的甲皱毛细血管开放增多，血流加快。

2. 调节内脏神经系统

刮痧的刺激可以通过神经反射作用或者体液的传导，向中枢神经传递信号，并经过中枢神经调节内脏和各系统的功能。

当内脏功能发生紊乱时，在某些体表区域会出现疼痛，刮拭这些疼痛区，可以通过神经系统调节脏腑功能。刮痧可以反射性地调节中枢神经系统功能，使传入中枢的信号增强，提高大脑皮层的兴奋性。刮痧是一种借助外力挤压局部感受器的方式，从而刺激该处位置觉、震动觉、触觉等，通过多种传入途径，激发机体的防御功能。如刮拭头部印堂、百会、四神聪、安眠等穴，可以增强大脑皮层的抑制过程，使患者容易进入入睡状态。

3. 全身良性刺激作用

刮痧之后一般会在皮肤表层出现瘀血，实际上这是一种血管扩张致毛细血管破裂的过程，血液外溢从而形成局部血斑，这种现象机体会自身修复。这也是自身溶血现象，这种现象的作用是形成新的局部新陈代谢，使吞噬细胞作用增强，血液循环加快，淋巴液的循环加快，增强正常的生理调节机制，促进疾病过程的逆转，甚至完全抑制病理进程。实际上自身溶血是一个良性的弱刺激，但是可以通过对大脑皮质的作用，激发人体的免疫功能。刮痧刺激是局部的，但是免疫系统的功能是广泛的，在免疫加强的过程中不仅修复了刮痧造成的毛细血管破裂，也将病邪清除，从而治愈疾病。

第二章　小儿刮痧基本要求

一、刮痧工具、介质

1. 刮痧器具

历朝历代的刮痧器具都丰富多样、种类繁多，随着生产生活条件的改变而逐渐发展变化，古代常用的有石器、陶器、兽骨、苎麻、八棱麻、棉纱线、丝瓜络、贝壳、汤匙、铜钱、纽扣等，现代物质条件丰富，日常家庭比较常用的刮痧器具主要有以下几种。

（1）刮痧板：刮痧板的材质有很多，比如水牛角、玉石、有机玻璃、木质、塑料等都可以制作成刮痧板，无论是哪种材质，只要表面光滑，持久耐用，就可以用来刮痧。

（2）瓷勺：瓷勺刮痧在《理瀹骈文》中就有记载，由于勺底边缘光滑，便于抓握，很适合家庭刮痧。

（3）小瓷碗：小瓷碗是家居必备之品，碗边光滑圆润，很适合刮痧，在没有刮痧板的情况下是很好的选择之一。

（4）硬币或铜钱：选取表面光滑的硬币或铜钱，经过消毒处理后可以用于刮痧。

（5）嫩竹板：将与成人手指长宽大小的嫩竹削平，打磨光滑后可以用于刮痧。

2. 刮痧介质

刮痧介质最主要的作用是减少刮痧的阻力，从而避免对皮肤造成损害，有些介质也能起到治疗作用，增强刮痧的疗效，可以辨证或辨病灵活选取，常用的刮痧介质如下。

（1）刮痧油：一般由具有芳香气味的挥发油和植物油经过提炼加工而成，有的厂家加入中药成分制作成不同功效的刮痧油，能够增强治疗作用。

（2）凡士林：是一种无色无味并且可以润滑的油状液体，是十分常用的刮痧介质。

（3）植物油：如芝麻油、菜子油、花生油、大豆油、橄榄油等都可以作为刮痧介质。

（4）水：温开水或凉水都可以作为刮痧介质，是最简单方便的刮痧介质，但是润滑度不如油脂类介质。

（5）红花油：由冬青油和红花、薄荷脑配制而成，具有消肿止痛的作用，可以用于软组织损伤类的小儿疾患。

（6）鸡蛋清：鸡蛋清具有清凉祛热、祛积消食的作用，适用于小儿发热或者消化不良。

（7）药酒：高度白酒作为刮痧介质具有温经散寒、活血通络的作用，如果以具有特定功效的中药泡制，则具有特定的治疗作用。

（8）薄荷水：将新鲜薄荷叶泡在水里 1 天，去渣用水刮痧，可以起到清热消肿的作用。

二、刮痧方法

1. 基本方法

（1）平刮法：手握刮痧板，使刮痧板与刮拭方向倾斜的角度小于 15°，刮拭速度缓慢，渗透力强。

（2）角刮法：手握刮痧板，利用刮痧板的角部在穴位处自上而下进行刮拭，刮板面与皮肤呈 45°角，适用于肩部、胸部等部位。

（3）竖刮法：手握刮痧板，使刮痧板角度与刮拭部位呈90°角，刮痧板始终不离皮肤，并施以一定的压力，在皮肤上做短间隔前后或左右的摩擦刮拭，此刮痧方式主要适用于头部穴位的刮拭。

2. 其他方法

刮痧的种类在民间实践发展过程中呈现出多种多样的类别形式，大多具有实用、简单、疗效好的特点，流传演变至今的主要刮痧类别有以下几种。

（1）刮痧：用刮痧器具蘸取刮痧介质并在一定部位刮拭，使皮肤充血发红、出痧。

（2）抓痧：用手指快速、有力地抓握一定部位，使皮肤发红或紫。

（3）挤痧：用两手拇指和食指，四指相对反复用力挤压一定部位，如有发热或感受外邪，该部位会出现紫痧，此法一般适用于额头部或胸肋部。

（4）扯痧：用拇指指腹和食指第二指节快速有力地提扯一定部位，反复提扯使部位出现痧点，一般多用于面额部的印堂穴、太阳穴及颈部、背部。

（5）揪痧：将食指和中指弯曲，用指间关节相对用力将皮肤揪起再迅速松开，反复多次，使施术部位发痧。

（6）拍痧：用虚掌反复拍打一定部位，使皮肤出现紫红色痧点。

（7）吮痧：小儿洗澡后，家长以盐水漱口后，用嘴吮吸小儿脊背，使之出痧，多适用于婴幼儿。

（8）放痧：用三棱针点刺，使局部或者静脉出血，多用于治疗中暑、淋巴管炎等。

（9）焠痧：将灯心草点燃后，在皮肤表面上的红点处燃烧，一接触皮肤迅速离开，往往可以听到清脆的爆响声。

三、刮痧顺序

1. 选择刮痧工具

选择光滑干净的器具，以及刮痧后需要擦拭的纸巾或热毛巾。

2. 选择刮痧介质

介质主要以润滑为主要目的，一般可以选用无色无味的医用凡士林，也可以选用具有一定功效的刮痧油，或者在身边没有介质的条件下选用凉开水、润肤爽、香油等能够润滑的生活用品。

3. 选择合适体位

根据刮痧部位使受术者选择合适体位，以舒适方便为标准，或俯卧位，或仰卧位，或半卧位等。

4. 消除紧张心理

向小儿讲述刮痧过程，以及一般常识，消除抵触情绪，缓解紧张心理。

5. 刮痧前

在施术部位涂以介质，不可过多或过少，以刮拭灵活为度。

6. 刮痧后

刮痧后若介质油腻，可用热毛巾擦干皮肤。穿好衣物，饮一些温水，应避风，48 小时内尽量不洗澡。

7. 刮痧反应

刮痧后皮肤有发热或刺痛感属于正常现象，几天后可以恢复正常。

四、刮痧要领

1. 根据刮痧部位使受术者选择合适体位，以舒适方便为标准，或俯卧位，或仰卧位，或半卧位等。

2. 刮痧时手持刮痧器具，通过腕部和前臂用力，一般位置可使刮痧面与受术部位呈45°角左右刮拭，也可依据不同位置需求采取角刮法、平刮法、面刮法、推刮法等。

3. 刮痧压力宜深透至皮肤下组织，轻柔缓和，不可过用蛮力，以小儿耐受为宜，应单一方向刮拭，多以出痧点或局部发红为度。

4. 刮痧顺序一般宜以"先上后下，先背后腹，先健侧后患侧"为主要原则，并注意点、线、面相结合，尽量减少小儿体位翻动。

五、适应证和禁忌证

1. 适应证

刮痧的适应证很广泛，可以治疗内、外、妇、儿和五官各科疾病，尤其对于儿科，不仅可以治疗疾病，还可以预防疾病和提高免疫力。

（1）呼吸系统疾病：如小儿感冒、小儿咳嗽、小儿咽炎、小儿扁桃体发炎、小儿腺样体肥大、小儿气管炎、小儿肺炎、小儿哮喘等。

（2）消化系统疾病：如小儿积食、小儿消化不良、小儿呕吐、小儿呃逆、小儿腹泻、小儿阑尾炎、小儿厌食、小儿脾虚等。

（3）神经系统疾病：如小儿夜啼、小儿多动症、小儿失眠、小儿盗汗、小儿惊风等。

（4）泌尿系统疾病：如小儿遗尿等。

2. 禁忌证

虽然刮痧疗法作用相对广泛，很少有不良反应和副作用，但是任何一种疗法都具有局限性，所以也必然存在一些禁忌证，需要操作者在小儿刮痧的时候注意。

（1）恶性病：如白血病、艾滋病、肿瘤等。

（2）急性病：如急性传染病、需紧急抢救的重症心脏病，不可以使用刮痧疗法作为治疗措施。

（3）有出血倾向性疾病：如血小板减少、白血病等不宜刮痧。

（4）皮肤病：有痈、疽、肿毒、溃疡、风疹、荨麻疹及不明原因的皮肤病或传染性皮肤病等，不宜在发病部位刮痧。

（5）囟门没有闭合的小儿，头部禁用刮痧。

（6）患有低血糖、糖尿病的小儿不宜刮痧。

（7）对刮痧有抵触、恐惧或者过敏者，不宜刮痧。

六、注意事项

1. 在刮痧治疗时应注意避风和保暖，空气要流通，受术的小儿需处于自然舒适的体位。

2. 刮痧的时间，一般每个部位刮 20～30 次即可出痧，虽然没有严格的要求，但实践中大多以发红或者起痧为度，如果没有出痧，也不可强制令其出痧，再次刮痧时需间隔一周左右，5～7 次为 1 个疗程。

3. 对于刮痧的力度要因人而异，不耐疼痛者手法宜轻，以能够忍受且无剧烈疼痛感为度，尤其婴幼儿皮肤娇嫩，用力宜轻巧、均匀，不可过于迅猛。

4. 检查刮痧器具。刮痧前应检查刮痧工具边缘是否光滑、有无破损，以免损伤皮肤，并且每次使用前后最好用清水清洗后，再用75度酒精进行消毒。

5. 刮痧过程中若出现冷汗不止、恶心呕吐的现象，需要立刻停止刮痧，并采取相应措施，一般给予温水或糖水后数分钟即可缓解，若症状持续加重则需要及时就医。

第三章　小儿刮痧常用穴位

1. 手太阴肺经

（1）尺泽

定位：在肘横纹中，肱二头肌腱桡侧凹陷处（图3-1-1）。

主治：咳嗽、气喘、咯血、痰多、咽喉肿痛、咽炎、百日咳、肺炎。

（2）孔最

定位：尺泽与太渊连线上，腕横纹上8寸处（图3-1-1）。

主治：咳嗽、气喘、咯血、胸痛、咽喉肿痛。

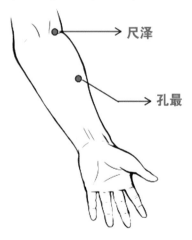

图3-1-1　尺泽、孔最

（3）鱼际

定位：第一掌骨中点桡侧，赤白肉际处（图3-1-2）。

主治：咳嗽、咳血、发热、咽喉肿痛、失音、掌中热。

（4）少商

定位：拇指末节桡侧，距指甲角0.1寸（图3-1-2）。

主治：咽喉肿痛、中暑呕吐、咳嗽、小儿惊风、癫狂、鼻衄。

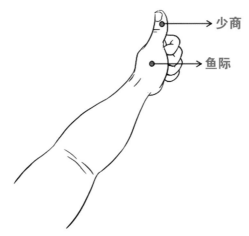

图3-1-2　鱼际、少商

2. 手阳明大肠经

（1）商阳

定位：食指末节桡侧，距指甲角0.1寸（图3-2-1）。

主治：咽喉肿痛、耳鸣耳聋、昏迷、下齿痛。

（2）合谷

定位：手背第1、2掌骨间，第2掌骨桡侧的中点处（图3-2-1）。

主治：头痛、齿痛、目赤肿痛、咽喉肿痛、失音、痄腮、

牙关紧闭、无汗、多汗、鼻衄、发热恶寒、瘾疹、疟疾、口眼
㖞斜、腹痛。

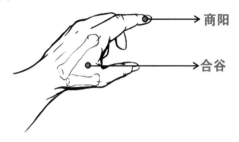

图 3 - 2 - 1　商阳、合谷

（3）手三里

定位：阳溪与曲池的连线上，曲池下 2 寸（图 3 - 2 - 2）。

主治：肘臂疼痛、上肢瘫痪麻木、腹痛肠鸣、腹泻、齿
痛、失声。

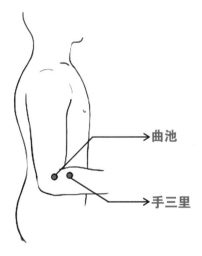

图 3 - 2 - 2　手三里、曲池

（4）曲池

定位：肘横纹外侧端与肱骨外上髁连线中点处(图3-2-2)。

主治：热病半身不遂、风疹、齿痛、瘰疬、咽喉肿痛、目赤痛、腹痛吐泻、癫狂。

（5）迎香

定位：鼻翼外缘中点旁约0.5寸，当鼻唇沟中（图3-2-3）。

主治：鼻塞不通、口㖞、鼻衄、面痒。

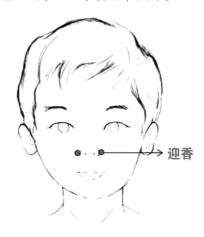

图3-2-3　迎香

3. 足阳明胃经

（1）承泣

定位：瞳孔直下，眼球与眶下缘之间（图3-3-1）。

主治：眼睑眴动、目赤肿痛、夜盲、口眼㖞斜、迎风流泪。

（2）四白

定位：瞳孔直下，眶下孔凹陷处（图3-3-1）。

主治：目赤痛痒、目翳、头面疼痛、迎风流泪、口眼
㖞斜。

（3）巨髎

定位：瞳孔直下，平鼻翼下缘处（图3－3－1）。

主治：口眼㖞斜、鼻衄、齿痛、面痛。

（4）地仓

定位：口角外侧约0.4寸，上直对瞳孔（图3－3－1）。

主治：口眼㖞斜、口角痉挛、齿痛、流涎。

（5）颊车

定位：下颌角前上方约一横指（中指），咀嚼时咬肌隆起
最高点（图3－3－1）。

主治：口眼㖞斜、颊肿、齿痛、牙关紧闭、面肌痉挛。

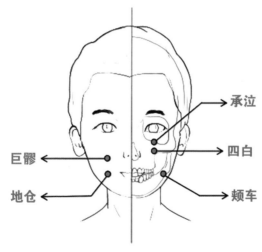

图3－3－1　承泣、四百、巨髎、地仓、颊车

（6）缺盆

定位：锁骨上窝中央，距前正中线4寸（图3－3－2）。

主治：咳嗽气喘、咽喉肿痛。

（7）梁门

定位：脐中上4寸，前正中线旁开2寸（图3-3-2）。

主治：胃痛、呕吐、腹胀、食欲不振。

（8）滑肉门

定位：脐中上1寸，前正中线旁开2寸（图3-3-2）。

主治：肥胖、呕吐、胃痛。

（9）天枢

定位：与脐平行，旁开2寸（图3-3-2）。

主治：腹痛、腹胀、便秘、肠痈。

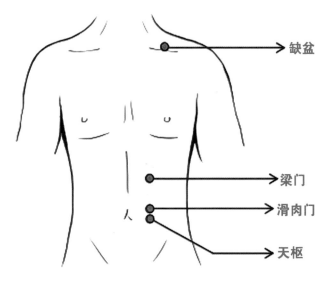

图3-3-2　缺盆、梁门、滑肉门、天枢

（10）犊鼻

定位：髌骨与髌韧带外侧凹陷中，外膝眼（图3-3-3）。

主治：膝痛、关节屈伸不利、脚气。

（11）足三里

定位：犊鼻下 3 寸，距胫骨前缘一横指（图 3 – 3 – 3）。

主治：胃痛、呕吐、腹胀、肠鸣、消化不良、泄泻、便秘、癫狂。

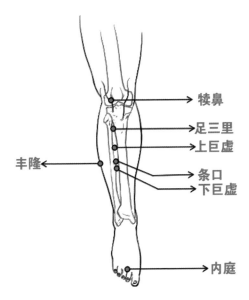

图 3 – 3 – 3　犊鼻、足三里、上巨虚、条口、下巨虚、丰隆、内庭

（12）上巨虚

定位：犊鼻下 6 寸，足三里下 3 寸（图 3 – 3 – 3）。

主治：腹痛、腹胀、痢疾、便秘、肠痈、脚气。

（13）条口

定位：上巨虚下 2 寸（图 3 – 3 – 3）。

主治：肩臂不得举、下肢冷痛、跗肿、转筋。

（14）下巨虚

定位：足三里下 6 寸（图 3 – 3 – 3）。

主治：小腹痛、大便脓血、泄泻。

（15）丰隆

定位：外踝尖上8寸，条口外1寸，距胫骨前缘二横指（图3-3-3）。

主治：痰多、哮喘、咳嗽、胸痛、头痛、便秘、呕吐、咽喉肿痛。

（16）内庭

定位：足背第2、3脚趾间赤白肉际处（图3-3-3）。

主治：上齿痛、鼻衄、腹痛、腹胀、泄泻、足背肿痛、痢疾。

4. 足太阴脾经

（1）隐白

定位：足大趾内侧，趾甲旁0.1寸（图3-4-1）。

主治：腹胀、惊风、昏厥、胸痛、癫狂。

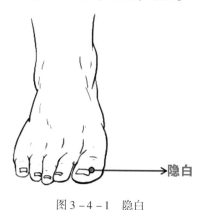

图3-4-1　隐白

（2）公孙

定位：第一跖骨基底部前下方，赤白肉际处（图3-4-2）。

主治：胃痛、呕吐、饮食不化、腹痛、痢疾、泄泻、嗜卧。

（3）三阴交

定位：内踝尖上3寸，胫骨内侧面后缘（图3-4-2）。

主治：足痿痹痛、高血压、腹痛、湿疹、荨麻疹、小便不利、腹胀、失眠、疝气、遗尿。

（4）阴陵泉

定位：胫骨内侧髁下方凹陷处（图3-4-2）。

主治：腹胀、水肿、小便不利或失禁、腹痛、膝痛。

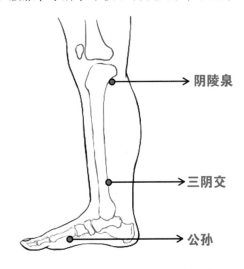

图3-4-2　公孙、三阴交、阴陵泉

（5）大横

定位：脐中旁开4寸（图3-4-3）。

主治：腹痛、腹泻、大便秘结。

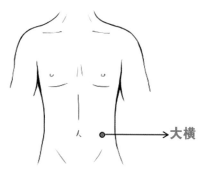

图 3 - 4 - 3　大横

5. 手少阴心经

（1）少海

定位：屈肘，肘横纹内侧端与肱骨内上髁连线中点处（图 3 - 5 - 1）。

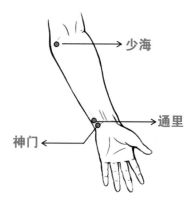

图 3 - 5 - 1　少海、通里、神门

主治：手颤、健忘、肘臂伸屈不利、臂麻酸痛。

（2）通里

定位：尺侧腕屈肌腱桡侧缘，腕横纹上 1 寸（图 3 - 5 - 1）。

主治：暴喑、舌强不语、心悸怔忡、腕臂痛。

（3）神门

定位：腕横纹尺侧端，尺侧腕屈肌腱的桡侧凹陷处（图3 - 5 -1）。

主治：心痛、心烦、惊悸怔忡、痴呆、头痛、眩晕、目黄胁痛、癫狂痫证、呕血、掌中热、失音、吐血。

（4）少冲

定位：小指末节内侧，距指甲角0.1寸（图3 - 5 - 2）。

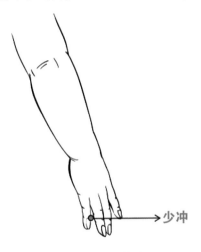

图3 - 5 - 2　少冲

主治：心悸、心痛、癫狂、热病、中风昏迷。

6. 手太阳小肠经

（1）少泽

定位：小指末节尺侧，距指甲角0.1寸（图3 - 6 - 1）。

主治：头痛、目翳、咽喉肿痛、耳鸣、耳聋、昏迷、肩臂外后侧疼痛。

（2）后溪

定位：第 5 掌指关节后，掌指横纹赤白肉际处（图 3 - 6 - 1）。

主治：头项强痛、耳聋、癫狂、目赤、目眩、咽喉肿痛。

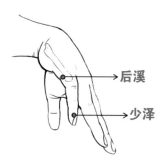

图 3 - 6 - 1　少泽、后溪

（3）小海

定位：尺骨鹰嘴与肱骨内上髁之凹陷处（图 3 - 6 - 2）。

主治：肘臂疼痛、耳鸣、耳聋。

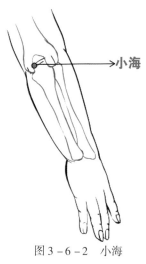

图 3 - 6 - 2　小海

（4）天宗

定位：肩胛骨冈下窝中央凹陷处，平第4胸椎（图3－6－3）。

主治：肩胛疼痛、肘臂外后侧痛、气喘。

（5）颧髎

定位：目外眦直下，颧骨下缘凹陷中（图3－6－4）。

主治：口眼㖞斜、齿痛、唇肿。

7. 足太阳膀胱经

（1）睛明

定位：目内眦角稍上方凹陷处（图3－7－1）。

主治：目赤肿痛、迎风流泪、近视、夜盲、色盲、目翳、目视不明。

（2）攒竹

定位：眉头凹陷中，目内眦直上（图3－7－1）。

主治：前额痛、眉棱骨痛、目眩、目视不明、面瘫、近视、目赤肿痛。

（3）肺俞

定位：第3胸椎棘突下，旁开1.5寸（图3－7－2）。

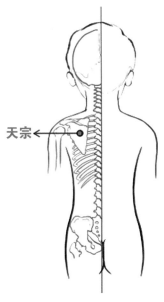

图3－6－3 天宗

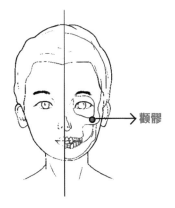

图3－6－4 颧髎

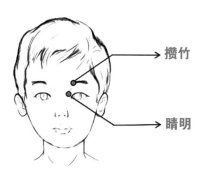

图 3 - 7 - 1　睛明、攒竹

主治：咳嗽、气喘、胸满、背痛、潮热、盗汗、吐血、鼻塞。

（4）厥阴俞

定位：第 4 胸椎棘突下，旁开 1.5 寸（图 3 - 7 - 2）。

主治：心痛、心悸、胸闷、咳嗽、呕吐。

（5）心俞

定位：第 5 胸椎棘突下，旁开 1.5 寸（图 3 - 7 - 2）。

主治：惊悸、失眠、健忘、咳嗽、心烦、吐血、梦遗、心痛、胸背痛。

（6）肝俞

定位：第 9 胸椎棘突下，旁开 1.5 寸（图 3 - 7 - 2）。

主治：黄疸、胁痛、吐血、目赤、目视不明、痫证、背痛、眩晕。

（7）胆俞

定位：第 10 胸椎棘突下，旁开 1.5 寸（图 3 - 7 - 2）。

主治：黄疸、胁痛、呕吐、食不化、口苦。

（8）脾俞

定位：第 11 胸椎棘突下，旁开 1.5 寸（图 3 - 7 - 2）。

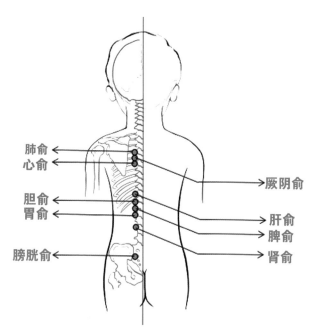

图 3 - 7 - 2 肺俞、厥阴俞、心俞、肝俞、胆俞、
脾俞、胃俞、肾俞、膀胱俞

主治：腹胀、泄泻、呕吐、胃痛、消化不良、水肿。

（9）胃俞

定位：第 12 胸椎棘突下，旁开 1.5 寸（图 3 - 7 - 2）。

主治：胃脘痛、腹胀呕吐、完谷不化、胸胁痛、肠鸣。

（10）肾俞

定位：第 2 腰椎棘突下，旁开 1.5 寸（图 3 - 7 - 2）。

主治：耳鸣、耳聋、小便不利、水肿、遗尿、喘咳少气。

（11）膀胱俞

定位：骶正中脊旁 1.5 寸，平第 2 骶后孔（图 3 - 7 - 2）。

主治：遗尿、小便不利、泄泻、腰骶部疼痛。

（12）委中

定位：腘横纹中点（图3-7-3）。

主治：腰痛、下肢痿痹、半身不遂、呕吐、腹泻、中风
昏迷。

（13）承山

定位：委中与昆仑之间中点（图3-7-3）。

主治：腰背痛、小腿转筋、痔疾、便秘、疝气、腹痛。

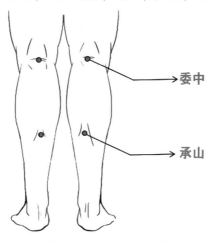

图3-7-3　委中、承山

8. 足少阴肾经

（1）涌泉

定位：足底前1/3凹陷处（图3-8-1）。

主治：头痛、头晕、小便不利、便秘、小儿惊风、痫证、
昏厥、足心热。

（2）复溜

定位：跟腱前缘，太溪直上2寸（图3-8-2）。

主治：腰脊强痛、肠鸣、水肿、腹胀、腿肿、身热无汗、

盗汗、泄泻。

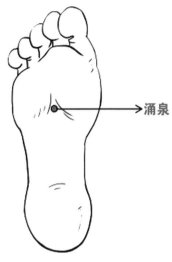

图 3 - 8 - 1　涌泉

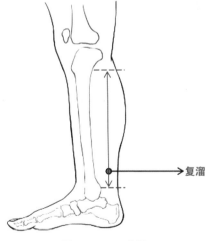

图 3 - 8 - 2　复溜

（3）肓俞

定位：脐中旁开0.5寸（图3-8-3）。

主治：腹痛、腹胀、呕吐、便秘、泄泻。

（4）幽门

定位：脐中上6寸，前正中线旁开0.5寸（图3-8-3）。

主治：腹痛、腹胀、呕吐、泄泻。

（5）俞府

定位：锁骨下缘，前正中线旁开2寸（图3-8-3）。

主治：咳嗽、气喘、胸痛、呕吐。

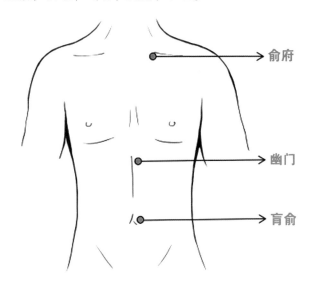

图3-8-3 肓俞、幽门、俞府

9. 手厥阴心包经

（1）曲泽

定位：肘横纹中，肱二头肌腱尺侧缘（图3-9-1）。

主治：心痛、心悸、胃痛、呕吐、泄泻、热病、肘臂挛痛。

（2）间使

定位：掌长肌腱与桡侧腕屈肌腱之间，腕横纹上3寸（图3-9-1）。

主治：心痛、心悸、胃痛、呕吐、热病、疟疾、癫狂病、臂痛。

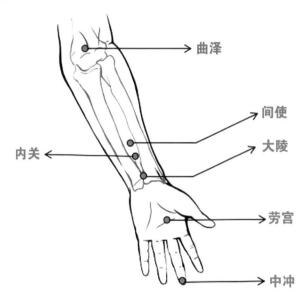

图3-9-1　曲泽、间使、内关、大陵、劳宫、中冲

（3）内关

定位：掌长肌腱与桡侧腕屈肌腱之间，腕横纹上2寸（图3-9-1）。

主治：心痛、心悸、胸闷、胸痛、胃痛、呃逆、热病、眩晕、呕吐。

（4）大陵

定位：掌长肌腱与桡侧腕屈肌腱之间，腕掌横纹中点处（图 3 - 9 - 1）。

主治：心痛、心悸、胃痛、呕吐、癫狂、胸胁痛。

（5）劳宫

定位：掌心横纹中，第 2、3 掌骨间，握拳屈指时中指指尖处（图 3 - 9 - 1）。

主治：心痛、呕吐、癫狂病、口疮、口臭。

（6）中冲

定位：手中指末节尖端中央（图 3 - 9 - 1）。

主治：心痛、昏迷、舌强肿痛、热病、小儿夜啼、中暑、昏厥。

10. 手少阳三焦经

（1）关冲

定位：无名指末节尺侧，距指甲角 0.1 寸（图 3 - 10 - 1）。

主治：头痛、目赤、耳聋、喉痹、热病、昏厥。

（2）中渚

定位：手背第 4、5 掌骨小头后缘之间凹陷处（图 3 - 10 - 1）。

主治：手指不能屈伸、头痛、目赤、耳聋、耳鸣、喉痹。

（3）阳池

定位：腕背横纹中，指总伸肌腱尺侧缘凹陷处（图 3 - 10 - 1）。

主治：目赤肿痛、耳聋、喉痹。

（4）外关

定位：尺骨与桡骨正中，腕背横纹上 2 寸（图 3 - 10 -

1)。

主治：头痛、颊痛、目赤肿痛、耳鸣、耳聋、上肢痹痛、胁肋痛。

（5）支沟

定位：尺骨与桡骨正中，腕背横纹上3寸（图3 – 10 – 1)。

主治：耳鸣、耳聋、瘰疬、胁肋痛、便秘、热病。

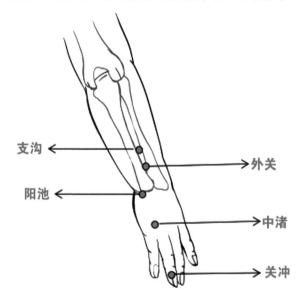

图3 – 10 – 1 关冲、中渚、阳池、外关、支沟

（6）翳风

定位：耳垂后下方，乳突与下颌角之间凹陷处（图3 – 10 – 2)。

主治：耳聋、耳鸣、口眼㖞斜、牙关紧闭、齿痛、颊肿。

（7）丝竹空

定位：眉梢尾端凹陷处（图 3 - 10 - 2）。

主治：头痛、目赤肿痛、齿痛。

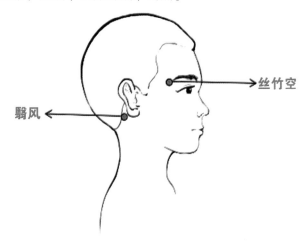

图 3 - 10 - 2　翳风、丝竹空

11. 足少阳胆经（枢经）

（1）上关

定位：耳前，下关直上，颧弓上缘凹陷处（图 3 - 11 - 1）。

主治：偏头痛、耳鸣、耳聋、齿痛、口眼歪斜。

（2）率谷

定位：耳尖直上入发际 1.5 寸（图 3 - 11 - 1）。

主治：偏头痛、眩晕、小儿急慢性惊风。

（3）头临泣

定位：瞳孔直上，入前发际上 0.5 寸（图 3 - 11 - 1）。

主治：头痛、目痛、目眩、流泪、小儿惊痫、鼻塞。

（4）风池

定位：胸锁乳突肌与斜方肌上端之间的凹陷处，正中线旁开1.5寸（图3-11-1）。

主治：头痛、眩晕、目赤肿痛、鼻渊、耳鸣、耳聋、颈项强痛、感冒、癫痫、中风、热病。

（5）肩井

定位：大椎与肩峰之间中点（图3-11-1）。

主治：头项强痛、肩背疼痛、上肢不遂、乳痈、瘰疬。

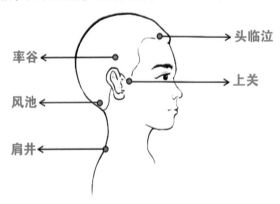

图3-11-1　上关、率谷、头临泣、风池、肩井

（6）环跳

定位：股骨大转子最突点与骶管裂孔连线的外1/3与中1/3交点处（图3-11-2）。

主治：腰胯疼痛、半身不遂、下肢痿痹。

（7）阳陵泉

定位：腓骨小头前下方凹陷处（图3-11-3）。

主治：胁痛、口苦、呕吐、小儿惊风。

（8）光明

定位：外踝尖上5寸，腓骨前缘（图3-11-3）。

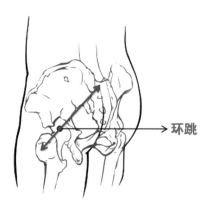

图 3 – 11 – 2　环跳

主治：目痛、夜盲、下肢痿痹。

（9）丘墟

定位：足外踝前下方，趾长伸肌腱外侧凹陷处（图 3 – 11 – 3）。

主治：颈项痛、胸胁胀痛、下肢痿痹、胆痛。

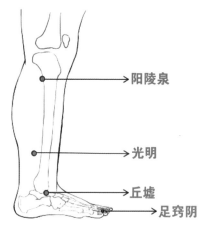

图 3 – 11 – 3　阳陵泉、光明、丘墟、足窍阴

（10）足窍阴

定位：第4趾末节外侧，趾甲角0.1寸（图3-11-3）。

主治：头痛、目赤肿痛、耳聋、咽喉肿痛、胁痛、咳逆。

12. 足厥阴肝经

（1）行间

定位：足背第1、2趾间趾蹼缘，后方赤白肉际处（图3-12-1）。

主治：头痛、目眩、目赤肿痛、胁痛、疝气、癫痫。

（2）太冲

定位：足背第1、2跖骨结合部之前凹陷处（图3-12-1）。

主治：头痛、眩晕、目赤肿痛、遗尿、小儿惊风、呕逆、胁痛。

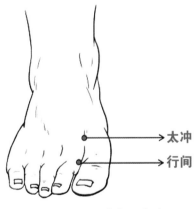

图3-12-1 行间、太冲

（3）期门

定位：乳头直下，第4肋间隙，前正中线旁开4寸（图3-12-2）。

主治：胸胁胀痛、腹胀、呕吐。

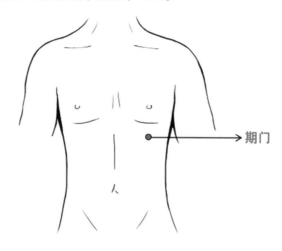

图 3 - 12 - 2　期门

13. 督脉

（1）长强

定位：尾骨端与肛门连线的中点处（图 3 - 13 - 1）。

主治：泄泻、便血、便秘、痔疾、脱肛、腰脊与尾骶部疼痛。

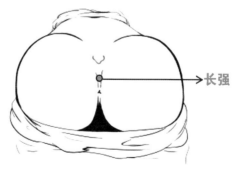

图 3 - 13 - 1　长强

（2）命门

定位：腰部后正中线第 2 腰椎棘突下凹陷处（图 3 – 13 – 2）。

主治：遗尿、尿频、腰脊强痛、泄泻。

（3）筋缩

定位：背部后正中线，第 9 胸椎棘突下凹陷处（图 3 – 13 – 2）。

主治：癫痫、抽搐、背强、胃痛。

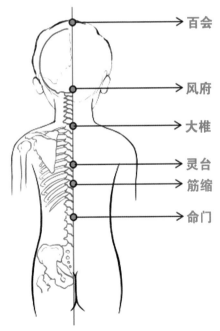

图 3 – 13 – 2　命门、筋缩、灵台、大椎、风府、百会

（4）灵台

定位：背部后正中线，第 6 胸椎棘突下凹陷处（图 3 – 13 – 2）。

主治：咳嗽、气喘、疔疮、背脊强痛。

（5）大椎

定位：背部后正中线，第7颈椎棘突下凹陷处（图3-13-2）。

主治：热病、咳嗽、癫痫、腰脊强痛、风疹、头痛项强、肩背痛。

（6）风府

定位：后发际正中直上1寸（图3-13-2）。

主治：头痛、项强、眩晕、咽喉肿痛、失音。

（7）百会

定位：两耳尖的连线与正中线的交汇点（图3-13-2）。

主治：头痛、眩晕、健忘、不寐。

（8）上星

定位：前发际正中直上1寸（图3-13-3）。

主治：头痛、目痛、鼻渊、鼻衄、癫狂、疟疾、热病。

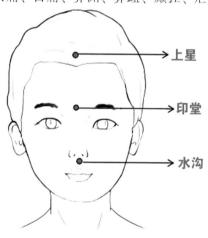

图3-13-3　上星、印堂、水沟

（9）印堂

定位：在额部，当两眉头之间（图 3 - 13 - 3）。

主治：前额痛、鼻炎、鼻衄、感冒发热、失眠、小儿惊厥。

（10）水沟

定位：人中沟上 1/3 与下 2/3 交点处（图 3 - 13 - 3）。

主治：昏迷、晕厥、小儿惊风、口角㖞斜、腰脊强痛。

14. 任脉

（1）关元

定位：前正中线，脐下 3 寸（图 3 - 14 - 1）。

主治：遗尿、小便频数、尿闭、泄泻、腹痛。

（2）石门

定位：前正中线，脐下 2 寸（图 3 - 14 - 1）。

主治：腹痛、小便不利、泄泻。

（3）气海

定位：前正中线，脐下 1.5 寸（图 3 - 14 - 1）。

主治：腹痛、泄泻、便秘、遗尿、虚脱。

（4）神阙

定位：肚脐中央（图 3 - 14 - 1）。

主治：腹痛、泄泻、脱肛、水肿、虚脱。

（5）水分

定位：前正中线，脐上 1 寸（图 3 - 14 - 1）。

主治：水肿、小便不通、腹泻、腹痛、反胃、吐食。

（6）下脘

定位：前正中线，脐上 2 寸（图 3 - 14 - 1）。

主治：腹痛、腹胀、泄泻、呕吐、食谷不化、痞块。

（7）中脘

定位：前正中线，脐上4寸（图3-14-1）。

主治：胃痛、呕吐、吞酸、呃逆、腹胀、泄泻。

（8）上脘

定位：前正中线，脐上5寸（图3-14-1）。

主治：胃痛、呕吐、呃逆、腹胀、癫痫。

（9）膻中

定位：前正中线，平第4肋间隙，两乳头连线中点（图3-14-1）。

主治：咳嗽、气喘、胸痛、心悸、噎膈。

（10）天突

定位：胸骨上窝中央（图3-14-1）。

主治：咳嗽、气喘、胸痛、咽喉肿痛、暴喑、噎膈、梅核气。

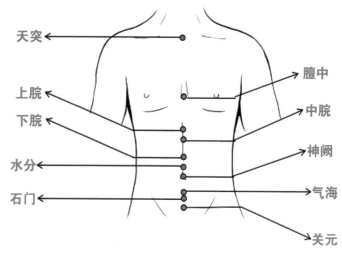

图3-14-1 关元、石门、气海、神阙、水分、
下脘、中脘、上脘、膻中、天突

（11）承浆

定位：面部颏唇沟正中凹陷处（图3－14－2）。

主治：口喎、齿龈肿痛、流涎、癫狂。

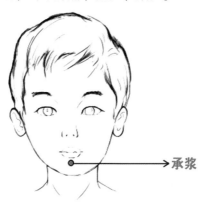

图3－14－2 承浆

15. 经外穴

（1）鱼腰

定位：在额部，瞳孔直上，眉毛正中（图3－15－1）。

主治：目赤肿痛、近视、三叉神经痛。

（2）太阳

定位：颅顶骨、颧骨、蝶骨及颞骨的交汇之处（图3－15－2）。

主治：偏正头痛、神经血管性头痛、目赤肿痛。

（3）安眠

定位：在项部，当翳风穴和风池穴连线的中点（图3－15－2）。

主治：失眠、头痛、高血压、精神病。

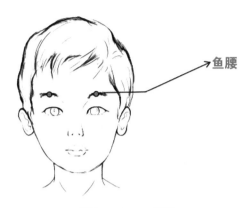

图 3 - 15 - 1 鱼腰

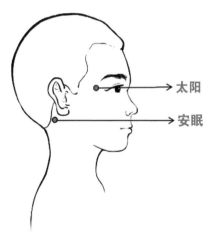

图3 - 15 - 2 太阳、安眠

（4）十宣

定位：十指尖端，距指甲游离缘 0.1 寸，左右共 10 穴（图 3 - 15 - 3）。

主治：昏迷、急性扁桃体炎、高血压。

（5）四缝

定位：在第 2～5 指掌侧，近端指间关节的中央，一侧 4 穴（图 3 – 15 – 3）。

主治：小儿消化不良。

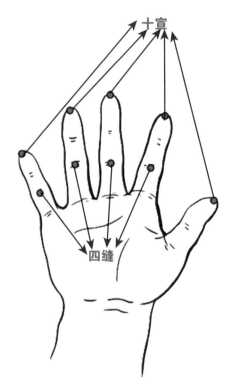

图 3 – 15 – 3 十宣、四缝

（6）阑尾穴

定位：在足三里穴下 2 寸处（图 3 – 15‐4）。

主治：阑尾炎、胃炎、消化不良。

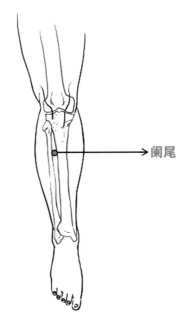

图 3 – 15 – 4　阑尾

16. 小儿刮痧穴位

（1）天门

定位：在前额正中线，眉心至前发际线一条直线上（图 3 – 16 – 1）。

主治：发热、头痛、惊惕、小儿惊风。

（2）山根

定位：两眉内侧正中下方，鼻梁骨上低洼处（图 3 – 16 – 1）。

主治：惊风、抽搐。

（3）桥弓

定位：颈部两侧，沿胸锁乳突肌一条线（图 3 – 16 – 2）。

主治：项强、小儿肌性斜颈。

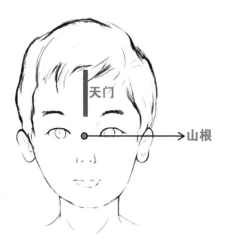

图 3 - 16 - 1　天门、山根

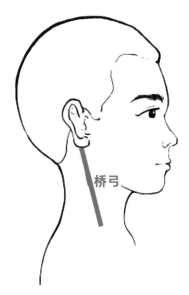

图 3 - 16 - 2　桥弓

（4）三关

定位：前臂桡侧，自腕横纹至肘横纹呈一条直线（图3 - 16 - 3）。

主治：气虚、血弱、腹痛、疹出不透。

（5）天河水

定位：前臂内侧正中，自腕横纹至肘横纹呈一条直线（图3 - 16 - 3）。

主治：发热、潮热、内热、烦热不安、口渴、惊风。

（6）六腑

定位：在前臂尺侧，自肘关节至腕横纹呈一条线（图3 - 16 - 3）。

主治：清热、凉血、解毒、壮热、烦渴。

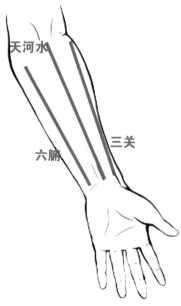

图3 - 16 - 3　三关、天河水、六腑

（7）总筋

定位：在大陵后0.5寸（图3-16-4）。

主治：镇惊、醒神，治疗口舌生疮、夜啼、潮热、惊风抽搐。

（8）板门

定位：在手掌大鱼际部，拇横纹至腕横纹之间呈一条直线（图3-16-4）。

主治：饮食积滞、食欲不振、消化不良、恶心呕吐。

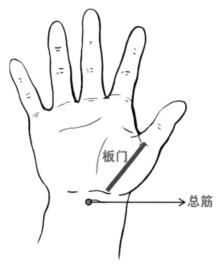

图3-16-4 总筋、板门

（9）坎宫

定位：自眉头起沿眉向眉梢呈一横线（图3-16-5）。

主治：外感发热、头痛、目赤痛。

（10）天柱骨

定位：颈后发际正中至大椎穴呈一直线（图3-16-6）。

主治：恶心呕吐、外感发热、颈项强痛。

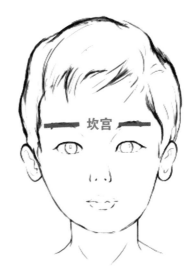

图 3 – 16 – 5   坎宫

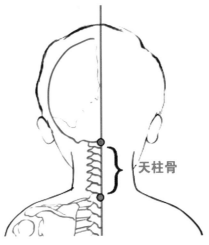

图 3 – 16 – 6   天柱骨

（11）七节骨

定位：第四腰椎至尾椎骨端（长强穴）呈一直线（图3－16－7）。

主治：虚寒泄泻、久痢、脱肛、遗尿、便秘。

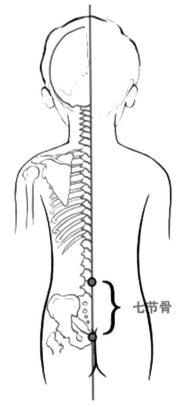

图3－16－7 七节骨

（12）小天心

定位：在掌根，大小鱼际交接处的凹陷中（图3－16－8）。

主治：小便赤涩、惊风、抽搐、夜啼、烦躁不安。

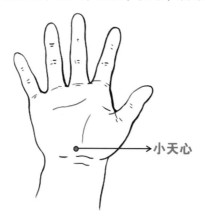

图 3 – 16 – 8　小天心

（13）肚角

定位：脐下 2 寸，旁开 2 寸（图 3 – 16 – 9）。

主治：腹痛、腹泻、便秘。

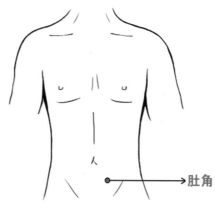

图 3 – 16 – 9　肚角

（14）肾纹

定位：手掌面，小指第 2 节指间关节横纹处（图 3 - 16 - 10）。

主治：目赤肿痛、鹅口疮、热毒内陷之高热。

（15）小横纹

定位：手掌面，食、中、无名、小指掌指关节横纹处（图 3 - 16 - 10）。

主治：烦躁、口疮、腹胀、脾胃热结、肺部干性啰音。

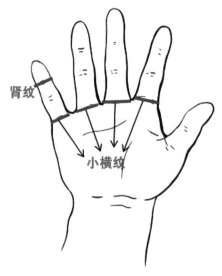

图 3 - 16 - 10 肾纹、小横纹

第四章 小儿刮痧保健调理

一、益肺保健法

(一) 概述

肺系疾病是小儿常见病、多发病，如咳嗽、反复呼吸道感染、肺炎、哮喘等。小儿肺脏娇弱，加之寒热冷暖不能自调，便容易患病，且病情常迁延难愈，也容易演变成他病。所以应该注意防治肺系疾病。刮痧对于防治小儿肺系疾病具有独特优势。

小儿如草木嫩芽，脏腑娇嫩，五脏六腑功能虽然开始运转，但功能并不完善，其中肺主一身之气，外合皮毛，最易感受外邪。外邪无论是从口鼻而入，还是经皮毛感受，都最先侵袭肺脏。小儿肺系疾病的患病率明显高于成年人，且容易演变为肺炎等疾病。

(二) 临床表现

1. 少气乏力，稍微运动则气喘吁吁。

2. 容易感冒、咳嗽，或有过敏性鼻炎。

3. 怕风、怕冷，皮肤干燥，免疫力低下。

(三) 方法

基本方：刮督脉、刮膀胱经、刮肺经、刮肺部投影区。

加减方：伴有发热，加刮大椎穴；咳嗽有痰，加刮肺俞穴、丰隆穴、尺泽穴。

1. 刮穴位

（1）刮大椎穴：小儿俯卧位或坐位，找到后正中线上第7颈椎棘突下凹陷中的大椎穴，涂以介质，用刮痧板边缘刮拭10~30次，由轻到重（图4-1-1）。

（2）刮肺俞穴：小儿自由体位，刮痧板蘸取少许介质，在第3胸椎棘突下旁开1.5寸处刮拭，以皮肤发红或出现红色痧点为度（图4-1-2）。

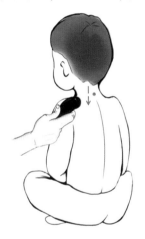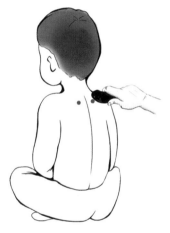

图4-1-1　刮大椎　　　　　图4-1-2　刮肺俞穴

（3）刮丰隆穴：小儿自由体位，刮痧板蘸取少许介质，在位于小腿外侧，外踝尖上8寸，条口外，胫骨前缘二横指丰隆穴处刮拭，以皮肤潮红为度（图4-1-3）。

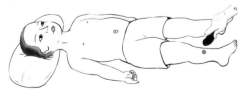

图4-1-3　刮丰隆穴

（4）刮尺泽穴：小儿自由体位，刮痧板蘸取少许介质，在肘横纹中，肱二头肌腱桡侧凹陷处（尺泽穴处）轻柔地刮拭10~30次，至皮肤发红即可（图4-1-4）。

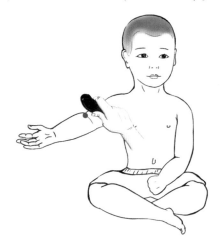

图4-1-4　刮尺泽穴

2. 刮经络

（1）刮督脉：小儿俯卧位，刮痧板蘸取少许介质，沿督脉从上到下轻刮，以皮肤潮红或起红色血斑为度（图4-1-5）。

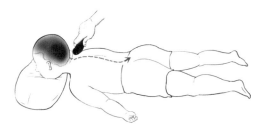

图4-1-5　刮督脉

（2）刮足太阳膀胱经：小儿俯卧位，刮痧板蘸取少许介质，分别沿着两侧膀胱经从上到下轻刮，以皮肤潮红或起红色血斑为度（图4-1-6）。

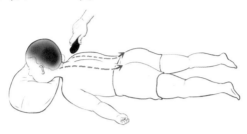

图4-1-6　刮足太阳膀胱经

（3）刮手太阴肺经：小儿自由体位，刮痧板蘸取少许介质，在肺经循行线上，用刮痧板沿肺经从中府穴轻刮至少商穴，以皮肤潮红为度（图4-1-7）。

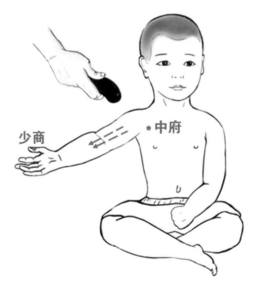

图4-1-7　刮手太阴肺经

3. 刮部位

刮两肺体表投影区：小儿仰卧位，刮痧板蘸取少许介质，用刮痧板从胸骨正中由内向外沿肋骨刮拭两肺体表投影区，以轻微发红为度（图4-1-8）。

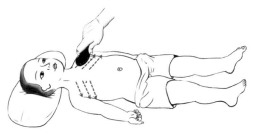

图4-1-8 刮两肺体表投影区

此法宜3~5天1次，4次为1个疗程，宜连续用2~3个疗程，或在季节性感冒、流感等疾病流行时用此法预防。

（四）健康小贴士

1. 起居

（1）注意温度变化并及时调整小儿衣物，避免汗出后见风寒，尤其在冬天跑闹玩耍而出汗后，不可脱衣。

（2）注意锻炼身体，不宜久居室内，应每日呼吸新鲜空气，增强抵抗力和免疫力。

（3）保持室内空气流通，避免粉尘、汽车尾气及甲醛的污染。

（4）饮食宜清淡，合理膳食，不可过食肥甘厚味而造成体内湿热。

2. 食疗

（1）花生百合羹

组成：花生仁50g，百合30g，冰糖15g。

用法：花生仁、百合，加入水400mL，小火炖1小时，至花生酥烂后加入冰糖，融化后关火，分 1~2 服。

功效：宣肺肃降，润肺止咳。

主治：肺气不足、免疫力差的小儿。

出处：田辉．中医食疗药膳［M］．北京：中国画报出版社，2007.

（2）橘枣饮

组成：橘皮 10g，大枣 15g，竹叶 5g，冰糖适量。

用法：橘皮洗净切丝，大枣炒焦备用，竹叶洗净，加水400mL，烧开后加入冰糖，分 1~2 次服。

功效：宣肺肃降，保肺止咳。

主治：各类肺系疾病的日常防治。

出处：田辉．中医食疗药膳［M］．北京：中国画报出版社，2007.

二、益智保健法

（一）概述

智力发育是影响小儿一生的重要因素。长期以来，小儿智力发育不良的发病率在 0.8% 左右。除了先天疾病引起外，喂养、运动、锻炼及生活环境均影响小儿的智力发育，而儿童时期的健康调护对小儿的智力发育起到至关重要的作用。

小儿智力发育缓慢有先天因素，如父母精血虚损，气薄血弱，或胎儿期间调摄失宜，精神、饮食、用药不慎等都会损伤胎儿元气，导致智力发育缓慢；在分娩过程中，窒息缺氧导致婴儿脑损伤而诱发智力发育缓慢也是其主要原因。就中医学而言，言为心声，若先天元气亏虚，禀赋不足，则会导致学语困难；心主神明，若心神不足，肾精不充，常表现为智能不足。刮痧疗法能够通过调理五脏六腑及脑部局部，对小儿智力发育起到促进的作用。

（二）临床表现

1. 发音迟缓，反应呆滞。

2. 动作粗暴、分析能力差或循规蹈矩。

3. 对周围事物缺乏兴趣。

（三）方法

基本方：刮心俞穴、刮肾俞穴、刮神门穴、刮督脉、刮膀胱经。

加减方：促进大脑发育可加刮颈部。

1. 刮穴位

（1）刮心俞穴：小儿俯卧位或坐位，背部涂以介质，用刮痧板沿膀胱经走行，从第5胸椎棘突下旁开1.5寸心俞穴位置，自上而下刮拭，以皮肤发红为度（图4-2-1）。

（2）刮肾俞穴：小儿俯卧位，刮痧板蘸取少许介质，刮拭位于第2腰椎棘突下，后正中线旁开1.5寸的肾俞穴，以皮肤出现潮红为度（图4-2-2）。

2. 刮经络

（1）刮督脉：小儿俯卧位，刮痧板蘸取少许介质，沿督脉从上到下轻刮，以皮肤潮红或起红色血斑为度（图4-2-3）。

（2）刮足太阳膀胱经：小儿俯卧位，在膀胱经上涂以介质，用刮板分别沿着两侧膀胱经从上到下轻刮，以皮肤潮红或

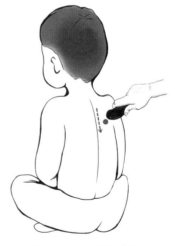

图4-2-1 刮心俞

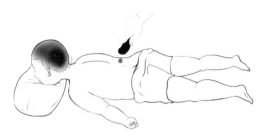

图 4 - 2 - 2　刮肾俞穴

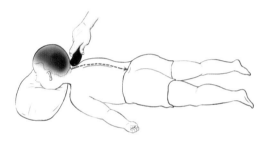

图 4 - 2 - 3　刮督脉

起红色血斑为度（图 4 - 2 - 4）。

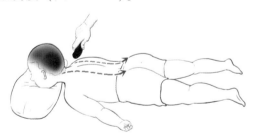

图 4 - 2 - 4　刮足太阳膀胱经

3. 刮部位

刮颈前部：小儿坐位，刮痧板蘸取少许介质，从廉泉穴缓慢向下刮拭颈部颈动脉投影区，以皮肤略发红为度（图 4 -

2－5）。

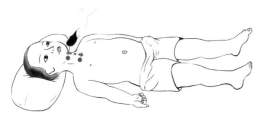

图 4 － 2 － 5　刮颈前部

此法宜 3~5 天 1 次，4 次为 1 个疗程，宜连续用 1~2 个疗程。此法为保健法，可以间断性操作。

（四）健康小贴士

1. 起居

（1）优生优育，近亲不宜结婚，且患有遗传疾病者不宜生育。

（2）孕育期妇女应注意精神、起居、饮食保健，按时做产前检查，避免难产、产伤等。

（3）加强对小儿的智力锻炼，反复强化语声训练和精细操作。

（4）饮食宜丰富，多吃蛋类、鱼类、豆制品等富含优良蛋白质的食物，也要多吃新鲜蔬菜和水果，哺乳期母亲应该注意饮食均衡。

2. 食疗

（1）莲子红枣汤

组成：红枣 150g，去芯莲子 100g，木香 3g，甘草 8g。

用法：将木香、甘草、莲子、红枣加入砂锅中，煮 40 分钟，食枣喝汤。

功效：补心益肾。

主治：心肾两虚、智力发育缓慢的小儿。

出处：刘弼臣．中医儿科治疗大成［M］．石家庄：河北科学技术出版社，1998．

（2）益智散

组成：桑椹 10g，黑芝麻 15g，核桃 3 枚，乌枣 5 枚。

用法：上几味焙干，研成粉末，每次 3g，可拌粥中食用。

功效：补益心肾。

主治：心血不足、肾气不足、学语迟缓的小儿。

出处：刘弼臣．中医儿科治疗大成［M］．石家庄：河北科学技术出版社，1998．

三、益眼保健法

（一）概述

益眼保健法适用于小儿因长时间阅读或注视电子设备而导致的眼疲劳、酸涩及视力模糊。主要表现为看东西时眯着眼睛并不由自主地靠近物体，或常歪着一侧头看事物，多伴有揉眼睛和皱眉的习惯，常抱怨视物不清等。据统计，目前中国近视患者人数高达 6 亿，其中小学生的视力不良占比可达45.71％，四年级、八年级学生视力不良检出率分别为 36.5％和 65.3％。因此，如何保护小儿视力已经是一个严峻的问题。

小儿视力问题少数由先天因素所致，而大多数是由不良用眼习惯所致，如长时间使用电子产品造成视疲劳、外出活动少、于近距离区域集中用眼（例如阅读、写字等）及其他不良用眼习惯等，均对小儿视力造成一定影响。中医学认为，"肝开窍于目"，"五脏六腑之精气皆上注于目"，眼睛可直接反映内脏的生理病理状态，故通过刮痧疗法调理五脏六腑及眼睛局部可对改善视力起到促进作用。

（二）临床表现

1. 看东西时眯着眼睛并不由自主地靠近物体。

2. 常歪一侧头看事物，有揉眼睛和皱眉的习惯。

3. 常抱怨看不清楚等。

（三）方法

基本方：四白、太阳、膀胱经、眼周。

加减方：眼疲劳加刮风池。

1. 刮穴位

（1）刮攒竹：小儿坐位或仰卧位，用刮痧板在眉头凹陷中，额切际处的攒竹穴刮拭，力度轻缓柔和，刮 30 ~ 40 次即可（图 4 – 3 – 1）。

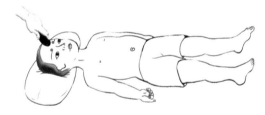

图 4 – 3 – 1　刮攒竹

（2）刮四白：小儿坐位或仰卧位，用刮痧板在面部瞳孔直下眶下缘凹陷处的四白穴刮拭，力度适中，刮 30 ~ 40 次即可（图 4 – 3 – 2）。

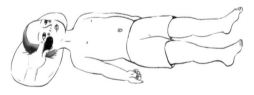

图 4 – 3 – 2　刮四白

（3）刮太阳：小儿坐位或仰卧位，用刮痧板在前额两侧，外眼角与眉梢延长线交汇处的太阳穴，力度适中地刮拭 20～30 次（图 4 - 3 - 3）。

（4）刮风池：小儿坐位或俯卧位，用刮痧板在枕骨之下，与风府穴相平，胸锁乳突肌与斜方肌上端之间凹陷处的风池穴，力度适中地刮拭 20～30 次（图 4 - 3 - 4）。

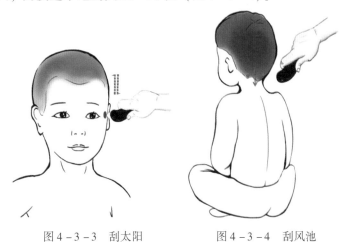

图 4 - 3 - 3　刮太阳　　　　图 4 - 3 - 4　刮风池

2. 刮经络

刮足太阳膀胱经：小儿俯卧位，刮痧板蘸取少许介质，用刮痧板刮位于督脉旁开 1.5 寸到 3 寸的膀胱经，力度适中地刮拭 30 次，以皮肤发红或有痧点为宜（图 4 - 3 - 5）。

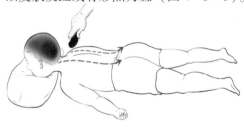

图 4 - 3 - 5　刮足太阳膀胱经

3. 刮部位

刮眼周：小儿坐位或仰卧位，用刮痧板顺上下眼眶，从内眼角刮拭至外眼角，先刮上眼眶，再刮下眼眶，力度适中，刮拭 10~30 次为宜（图 4-3-6）。

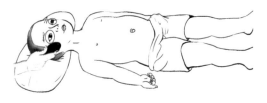

图 4-3-6　刮眼周

此法宜 3~5 天 1 次，4 次为 1 个疗程，宜连续用 2~3 个疗程，其中眼周穴位操作可以适当增加操作频次。

（四）健康小贴士

1. 起居

（1）从小培养良好的用眼习惯，避免长期近距离用眼。看书时，书本距离眼睛保持 30cm 左右。不要趴在桌子上或者躺着看书，不要走路看书。采用合适的自然光作为阅读光源，用灯光照明时尽量使用可调节亮度、光线柔和的台灯。教育小儿不在光线暗的地方或强光下读写。提醒小儿端正读写姿势，用眼 30 分钟左右（不要超过 1 小时）需适当休息放松。

（2）不要过早让小儿接触电子产品。减少小儿看电视和玩电子产品的频率。约束小儿看电视、手机、平板电脑等电子产品的时间，每次使用时间不超过半小时，1 天 1~2 次为宜。鼓励孩子多参加户外活动，向远处眺望，引导小儿努力辨认远处的指定目标，放松眼部肌肉。

（3）保证每日充足的睡眠时间。除了从小养成良好的用眼习惯外，也要常食用含有对眼睛有益的胡萝卜素、视黄醇、维生素 A 等物质的食物，这样对维持正常的视力、延缓眼睛的老化起到一定的作用。如枸杞子中含有对眼睛有益的胡萝卜素、视黄醇、维生素 A 等物质，可以使眼睛维持正常视力，延缓眼睛的老化；小米、黄玉米、南瓜、黄豆、青豆、甘薯、土豆中富含 β – 胡萝卜素，食用后 β – 胡萝卜素可在肝脏内代谢转化成维生素 A，以维持视力正常。此外，紫米也具有明目活血的食疗作用。

（4）每 3~6 个月带小儿做一次视力检查，发现问题尽早矫正。6 岁以前是矫正视力的黄金时段。父母应多关注小儿的视力情况，定期带小儿做视力检查。

2. 食疗

（1）菊花粥

组成：菊花 10g，糯米 60g。

用法：将米淘净，放入砂锅中，加适量水，菊花烘干研成细末，同糯米一起煮食即可。

功效：保护视力，养肝明目。

主治：用眼过度的青少年、小儿。

出处：田辉 . 中医食疗药膳［M］. 北京：中国画报出版社，2007.

（2）菟丝子饼

组成：菟丝子 10g，鸡蛋 1 个，油适量。

用法：将菟丝子洗净，烘干研成粉末，将鸡蛋去壳打入菟丝子粉中搅拌均匀，将少许油倒入锅内烧热，倒入菟丝子鸡蛋糊煎炸成饼即可。

功效：补肝血，明目。

主治：用眼过度的青少年、小儿。

出处：田辉 . 中医食疗药膳［M］. 北京：中国画报出版

社，2007.

四、促消化保健法

（一）概述

促消化保健法适用于因小儿饮食不当、情志不畅、感受外邪，伤及脾胃所引起的以消化功能失调为主的症状，以 3~8 岁出现率最高。多种因素均可导致脾胃运化功能失调，故调养脾胃是调节消化功能的关键。

小儿的脏腑娇嫩，脾胃尚弱，无法做到自我饮食调控，若喂养不当、情志失调、外感风寒、滥用药物，则伤及脾胃运化，引起胃肠功能紊乱，从而出现诸多消化功能失调的表现。小儿体质有着生机蓬勃、发育迅速的特点，若出现一时性的消化功能失调，可采用刮痧疗法进行有效的干预。如消化功能严重受损，病情危急时，应及时就医。

（二）临床表现

1. 腹胀、腹痛。

2. 口臭、吐奶，甚至呕吐。

3. 便稀酸臭，伴有大量不消化的食物残渣。

（三）方法

基本方：刮脾俞穴、刮胃俞穴、刮中脘穴、刮章门穴、刮脾经、刮胃经。

加减方：消化不良加腹部脐周。

1. 刮穴位

（1）刮脾俞穴、胃俞穴：小儿坐位或俯卧位，刮痧板蘸取少许介质，分别在背部，当第 11、12 胸椎棘突下，旁开 1.5 寸的脾俞穴、胃俞穴，由上向下从脾俞穴刮至胃俞穴，两侧各刮拭 20~30 次（图 4-4-1）。

（2）刮中脘穴、章门穴：小儿仰卧位，刮痧板蘸取少许介质，用刮痧板在上腹部前正中线上，当脐中上 4 寸的中脘穴，以及两侧腹部当第 11 肋游离端下方的章门穴，轻轻由上向下刮拭 20 ~ 30 次即可（图4 - 4 - 2）。

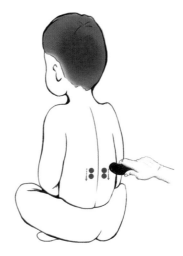

图 4 - 4 - 1　刮脾俞穴、胃俞穴

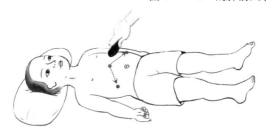

图 4 - 4 - 2　刮中脘穴、章门穴

2. 刮经络

（1）刮足阳明胃经：小儿仰卧位，刮痧板蘸取少许介质，沿着经络循行部位从足三里穴（外膝眼下 3 寸，胫骨前嵴外一横指）刮至丰隆穴（外踝尖上 9 寸，条口外距胫骨前缘二横指），用力刮拭 20 ~ 30 次即可（图 4 - 4 - 3）。

（2）刮足太阴脾经：小儿仰卧位，刮痧板蘸取少许介质，从三阴交穴刮至阴陵泉穴。即从足内踝尖上 3 寸，胫骨内侧缘后方的三阴交穴，至小腿胫骨内侧下缘与胫骨内侧缘之间的凹

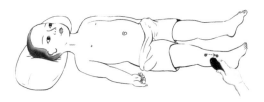

图 4 - 4 - 3　刮足阳明胃经

陷中的阴陵泉穴，从下到上刮拭 20 ~ 30 次（图 4 - 4 - 4）。

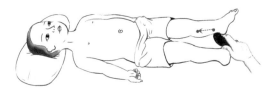

图 4 - 4 - 4　刮足太阴脾经

3. 刮部位

刮腹部脐周：小儿仰卧位，刮痧板蘸取少许介质，从肚脐周围顺时针刮拭，力度适中，以局部微热为宜（图 4 - 4 - 5）。

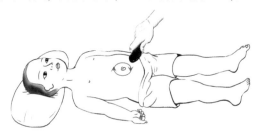

图 4 - 4 - 5　刮腹部脐周

此法宜 3 ~ 5 天 1 次，4 次为 1 个疗程，宜连续用 2 ~ 3 个疗程。

（四）健康小贴士

1. 起居

（1）培养小儿良好的饮食习惯，饭前便后勤洗手，定时定量进食，营养均衡不挑食，鼓励小儿自己取食。

（2）不要让小儿把零食当成主食，避免小儿过食辣椒等有刺激性味道、煎炸类难消化食物，不要让小儿一边吃饭一边看电视。

（3）不要强迫小儿吃东西，或者对饮食控制过于严苛。

（4）保持小儿二便规律。避免小儿腹部受凉，尽量避免肠胃因受到外界刺激而出现功能紊乱，同时要减少小儿患上呼吸道感染的可能。

2. 食疗

（1）桂花红枣粥

组成：桂花5g，红枣250g，白糖30g。

用法：先将红枣洗净，用开水泡2小时，锅内加入白糖和适量水，烧开后去上末，加入红枣煮烂，待水剩余不多时，加入桂花即可。

功效：补脾和胃。

主治：脾胃气虚，食纳欠佳的小儿。

出处：田辉. 中医食疗药膳［M］. 北京：中国画报出版社，2007.

（2）莲肉膏

组成：莲子250g，糯米500g，白糖适量。

用法：莲子水泡并去心，放入锅中，加水适量，煮熟后捞出，用洁净纱布包裹揉烂，将糯米淘净放入盆中加入莲肉泥，加入适量水，上笼蒸熟，待冷却后压平，切块，并撒上一层白糖。

功效：健脾益气。

主治：脾胃虚弱，消化不良的小儿。

出处：田辉．中医食疗药膳［M］．北京：中国画报出版社，2007．

五、促生长保健法

（一）概述

促生长保健法对于小儿先天不足所致的生长发育迟缓、体质虚弱、身体瘦削等表现具有一定的改善作用。小儿生长发育受多种因素影响，如膳食搭配不合理，缺乏体育锻炼，生活作息不规律及遗传因素皆可影响小儿正常生长发育。故均衡营养、适当锻炼、作息规律是维持小儿机体良好生长状态和健康的基础。

小儿生长发育规律普遍为：出生时平均身高约为50cm，第一年平均增长20~25cm，1~3岁平均每年增长8~10cm，3岁后每年长5~7cm，进入青春期男孩平均可长20~30cm，女孩平均长15~25cm。小儿在1岁时，营养供给对身高影响显著，3岁之后进入儿童期，生长激素的作用逐渐突出。小儿在5~7岁和11~15岁之间称为长高期，在此期间身高的增长速度会超过体重的增长速度。刮痧疗法具有健脾运胃、疏通经络、行气活血的作用，长期作用于生长旺盛的小儿机体，能够激活全身的生长机能，促进小儿身体发育；此外，对小儿生长发育迟缓的状态也能起到良好的促进作用。

（二）临床表现

1. 生长发育略有迟缓，身高略低于正常水平。

2. 骨骼略瘦削、体质略虚弱、发质略稀疏、食欲不振等。

3. 运动、语言、智力及心理发育略落后等。

（三）方法

基本方：刮百会穴、刮三阴交穴、刮足三里穴、刮涌泉穴、刮脾经、刮膀胱经、刮肾经。

加减方：食欲不振加刮地机穴。

1. 刮穴位

（1）刮百会穴：小儿坐位或俯卧位，用刮痧板在头部，当前发际正中直上 5 寸，头顶正中线与两耳尖连线的交点处，以百会穴为中心向四周呈放射性刮拭，力度由轻至重，刮拭 30 次或至局部潮红、发热即可（图 4 – 5 – 1）。

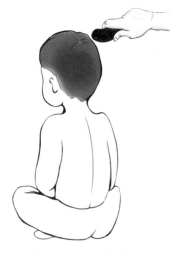

（2）刮三阴交穴：小儿仰卧位，刮痧板蘸取少许介质，在足内踝尖上 3 寸，胫骨内侧缘后方的三阴交穴处，用刮痧板回旋摆动地刮拭 10 ~ 30 次即可（图 4 – 5 – 2）。

图 4 – 5 – 1　刮百会穴

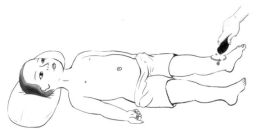

图 4 – 5 – 2　刮三阴交

（3）刮地机穴：小儿仰卧位，刮痧板蘸取少许介质，使用刮痧板刮拭位于小腿内侧，当内踝尖与阴陵泉的连线上，阴陵泉下 3 寸的地机穴，刮 10~30 次即可（图 4 - 5 - 3）。

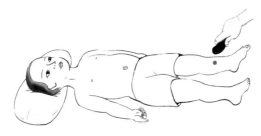

图 4 - 5 - 3　刮地机穴

（4）刮足三里穴：小儿仰卧位，刮痧板蘸取少许介质，刮拭外膝眼下四横指、距胫骨前缘一横指处的足三里穴，刮 10~30 次即可（图 4 - 5 - 4）。

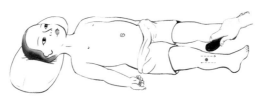

图 4 - 5 - 4　刮足三里穴

（5）刮涌泉穴：小儿仰卧位，刮痧板蘸取少许介质，用刮痧板一角刮足底部涌泉穴，约当足底第 2、3 跖趾缝纹头端与足跟连线的前 1/3 与后 2/3 交点上，刮 30~40 次即可（图 4 - 5 - 5）。

2. **刮经络**

（1）刮足太阴脾经：小儿仰卧位，刮痧板蘸取少许介质，用刮痧板沿地机穴向三阴交穴刮拭。地机穴在小腿内侧，当内踝尖与阴陵泉的连线上，阴陵泉下 3 寸；三阴交穴在小腿内侧，脚踝骨的最高点往上 3 寸处，刮拭 10~30 次（图 4 - 5 - 6）。

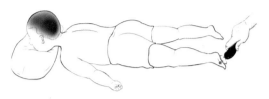

图 4 - 5 - 5 刮涌泉穴

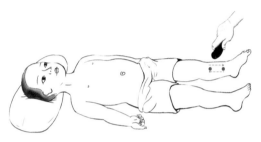

图 4 - 5 - 6 刮足太阴脾经

（2）刮足太阳膀胱经：小儿俯卧位，后背涂以介质，使用刮痧板刮拭位于督脉两侧旁开 1.5 寸到 3 寸的膀胱经，重点刮拭大杼穴、肝俞穴、脾俞穴、肾俞穴、魂门穴、意舍穴、志室穴，刮拭 10 ~ 30 次为宜（图 4 - 5 - 7）。

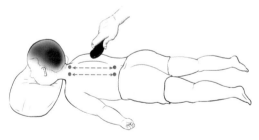

图 4 - 5 - 7 刮足太阳膀胱经

（3）刮足少阴肾经：小儿俯卧位，刮痧板蘸取少许介质，沿肾经的阴谷穴向水泉穴刮拭。阴谷穴位于腘窝内侧，屈膝时当半腱肌与半膜肌之间；水泉穴在足内侧，内踝后下方，当太溪直下 1 寸，跟骨结节的内侧凹陷处。刮拭 10～30 次（图4－5－8）。

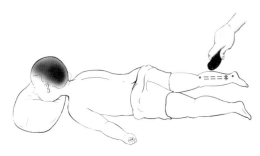

图 4－5－8　刮足少阴肾经

3. 刮部位

刮背部：小儿俯卧位，背部涂以介质，用刮痧板刮拭脊椎正中棘突部位和两侧肌肉，刮拭 10～30 次（图 4－5－9）。

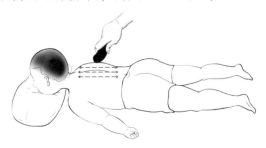

图 4－5－9　刮背部

此法作为促进小儿生长发育的保健方法，能够激活全身的生长机能，增强体质。宜每 7 日 1 次，可根据小儿生长发育的情况适当操作。如小儿出现明显生长发育迟缓、身体明显消瘦虚弱等症状，应及时就诊。

（四）健康小贴士

1. 起居

（1）对于小儿的生长发育，钙和磷的摄入必不可少，婴幼儿和学龄前小儿每天应摄取足够的钙质和磷。含钙丰富的食物有奶类、豆类、虾皮、海带、动物骨头、紫菜、芝麻酱、瓜子仁等。

（2）此外还有蛋白质（食物中的乳、蛋、瘦肉、鱼以及豆类）和锌元素，锌是人体中的一种微量元素，富含于肉、奶、蛋等高蛋白食物中。要想小儿长高，自然也应多摄取富锌食物。

（3）维生素 D 的摄入也很重要，饮食上可以摄入蛋黄、鲑鱼、动物肝脏等；充足的紫外线照射也有助于维生素 D 的吸收，因此还要让小儿多进行室外运动，运动有助于骨骼生长发育，能使小儿长高。

（4）睡眠也是影响小儿生长发育的又一重要因素。生长素的分泌在晚上 22 点以后达到高峰。因此，应保证小儿充足的睡眠时间和质量。

2. 食疗

（1）桑葚子粥

组成：桑葚子、粳米适量。

用法：将桑葚子、粳米洗净放入锅中，加适量清水，大火煮沸，转中火焖煮 15 分钟，小火慢煮 45 分钟出锅。

功效：益中和胃，生津滋阴，强壮身体。

主治：促进小儿生长发育。

出处：刘弼臣．中医儿科治疗大成 ［M］．河北：河北科学技术出版社，1998．

六、促免疫力保健法

（一）概述

促免疫力保健法可有效提高小儿免疫力，增强机体抗病能力，抵御外邪，维持身体内环境的稳定。小儿免疫力低下有多种表现，如感冒发烧，易反复发作，久病不愈；大便不规律，易腹泻；随天气变化，易发哮喘；动辄出汗，睡醒汗出，甚者汗透衣裳，面色苍白或发黄，食欲不振；患慢性病或急性病后体质虚弱，或生长发育迟缓等。

抵抗力的强弱是决定小儿能否避免疾病感染的关键，若小儿免疫力低下，则易受生活中的细菌、病毒、真菌等病原微生物感染，且易受外邪侵袭，影响身体内环境稳定，导致多种疾病的发生。新生儿期、断奶期、幼儿园入园初期是小儿的3个免疫力脆弱期，进行适度的刮痧保健能够激发经气运行，疏通经络，舒筋活血，有效提高小儿免疫力，增强抗病能力，保证小儿健康成长。

（二）临床表现

1. 感冒发烧，易反复发作，久病不愈；天气寒冷时易发哮喘。

2. 大便不规律，易腹泻；面色苍白或发黄，食欲不振。

3. 动辄出汗，睡醒汗出，甚者汗透衣裳。

4. 体质虚弱、生长发育迟缓等。

（三）方法

基本方：刮百会穴、刮中脘穴、刮足三里穴、刮三阴交穴、刮督脉、刮膀胱经。

加减方：食欲不振加刮脾经，干咳加刮肺俞穴，免疫力较差加刮膻中穴。

1. 刮穴位

（1）刮百会穴：小儿正坐位或俯坐位，以头顶正中线与两耳尖连线交点的百会穴为中心向四周呈放射性刮拭，力度由轻至重，刮拭 30 次或至局部潮红即可（图 4 - 6 - 1）。

（2）刮中脘穴：小儿仰卧位，刮痧板蘸取少许介质，在腹部前正中线上，当脐中上 4 寸，即胸骨下端和肚脐连线中点的中脘穴，用刮痧板沿同一个方向刮拭 10 ~ 30 次即可（图 4 - 6 - 2）。

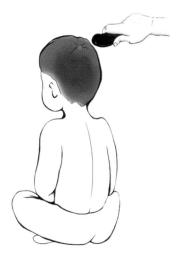

图 4 - 6 - 1　刮百会穴

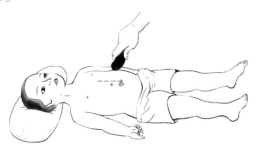

图 4 - 6 - 2　刮中脘穴

（3）刮足三里穴：小儿仰卧位，刮痧板蘸取少许介质，在外膝眼下四横指、胫骨边缘的足三里穴位附近进行动作连续、力度逐渐加重的刮拭，10 ~ 30 次即可（图 4 - 6 - 3）。

（4）刮三阴交穴：小儿仰卧位，刮痧板蘸取少许介质，在小腿内侧，当足内踝尖上 3 寸，胫骨内侧缘后方的三阴交

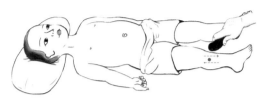

图 4 - 6 - 3　刮足三里穴

穴，回旋摆动地刮 10 ~ 30 次即可（图 4 - 6 - 4）。

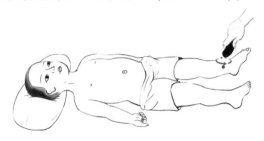

图 4 - 6 - 4　刮三阴交穴

（5）刮肺俞穴：小儿俯卧位，刮痧板蘸取少许介质，在第三胸椎棘突下两侧旁开 1.5 寸处的肺俞穴刮拭，以皮肤发红或出现红色血斑为度（图 4 - 6 - 5）。

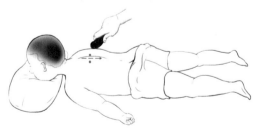

图 4 - 6 - 5　刮肺俞穴

（6）刮膻中穴：小儿仰卧位，刮痧板蘸取少许介质，在小儿两乳头连线的中点，即膻中穴处顺时针刮拭，力度柔和，以皮肤潮红为度（图4-6-6）。

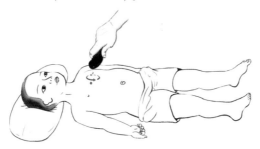

图4-6-6 刮膻中穴

2. 刮经络

（1）刮督脉：小儿俯位卧，后背涂以介质，使用刮痧板在背部后正中线上的督脉，从大椎穴刮到长强穴，力度柔和，刮拭10~30次（图4-6-7）。

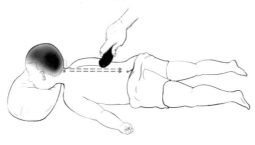

图4-6-7 刮督脉

（2）刮足太阳膀胱经：小儿俯卧位，后背涂以介质，使用刮痧板在督脉旁开1.5寸到3寸的膀胱经上刮拭，重点刮肝俞穴、脾俞穴、肾俞穴，以及与之平行的魂门穴、意舍穴、志室穴，力度柔和，刮拭10~30次（图4-6-8）。

（3）刮脾经：小儿自由体位，将介质涂于小儿拇指螺纹面，一手固定小儿前臂，一手持刮板循小儿拇指桡侧刮向掌

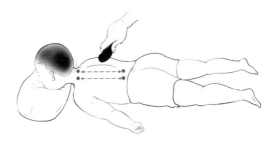

图 4 - 6 - 8　刮足太阳膀胱经

根，按此方向反复多次刮痧，
力度柔和，以皮肤潮红为度
（图 4 - 6 - 9）。

3. 刮部位

刮胸部：小儿仰卧位，胸
前涂以介质，用刮痧板刮拭任
脉周围，从天突经璇玑至中庭，
由上至下用刮板厚面的边缘直
接在皮肤上刮拭 20 ~ 30 次，也
可隔衣刮拭，刮至局部潮红或
有热感即可，避免损伤皮肤（图 4 - 6 - 10）。

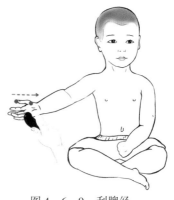

图 4 - 6 - 9　刮脾经

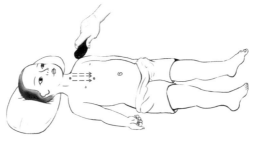

图 4 - 6 - 10　刮胸部

此法作为增强小儿免疫力的保健方法，能够有效提高小儿免疫力，增强抗病能力。宜每 7 日 1 次，根据小儿免疫力表现适当操作。如小儿体质虚弱较明显，或者有反复发烧感冒等免疫力缺陷症状，应及时就诊。

（四）健康小贴士

1. 起居

（1）及时带小儿接种疫苗，疫苗接种是增强小儿免疫力最安全有效的方法之一。

（2）合理搭配饮食，小儿应多吃含维生素和矿物质的天然食品，少吃经过加工的高油、高糖食品。保证小儿的营养均衡，才能更有效地提高小儿的免疫力，避免病菌的侵袭。

（3）根据小儿体质情况，选择小儿乐于接受的活动内容，带领小儿进行室外活动。晚饭后半小时进行 20～30 分钟的体育运动，有助于小儿睡眠及生长发育。

（4）为小儿营造良好的生活环境，定时开窗通风，保持室内空气新鲜。小儿生病应当在医生的指导下用药，切忌滥用药物。

2. 食疗

红枣粥

组成：红枣 5～8 枚，糯米 100g，白糖适量。

用法：红枣洗净可切块，将红枣和洗净的糯米放入锅中，煮开，倒出放温，调入白糖即成。

功效：补脾胃，益气血，增强免疫力。

主治：增加小儿的免疫力。

出处：刘弼臣．中医儿科治疗大成［M］．河北：河北科学技术出版社，1998．

第五章　小儿常见病刮痧调护

一、小儿感冒

（一）概述

小儿感冒是急性上呼吸道感染引起的一系列症状，是小儿最常见的疾病之一，主要表现为发热、恶寒、鼻塞流涕、喷嚏咳嗽、头痛、浑身不适等。婴幼儿主要表现为不吃奶，甚至呕吐、腹泻。小儿年龄越小，发病率越高，5 岁以下者发病率占该年龄组的一半，据统计小儿平均每年患 5 次感冒，进而导致身体不适，影响学习。

小儿感冒俗称"小儿伤风"，相当于西医学的小儿急性上呼吸道感染，发病率占儿科疾病首位。小儿脏腑娇嫩，肌肤疏薄，卫外不顾，加之寒暖不知自调，易于感受外邪，常因气候骤然变化，冷热失常，外邪乘虚而入而感冒。小儿刮痧疗法可振奋人体阳气，增强体质，抗御病邪，起到防治感冒的作用。

（二）临床表现

1. 发热、恶寒、鼻塞流涕等。

2. 喷嚏、咳嗽、头痛、浑身不适等。

3. 婴幼儿会出现不吃奶，甚至呕吐、腹泻的现象。

（三）治疗

基本方：刮风池穴、刮天河水、刮夹脊、刮三关。

加减方：咳嗽加刮风门穴、肺经；高热加刮大椎穴、督脉；腹泻加刮足三里穴。

1. 刮穴位

（1）刮风池穴：小儿坐位，用刮痧板刮拭后颈部的风池穴，即枕骨之下与风府穴相平，胸锁乳突肌与斜方肌上端之间的凹陷处，刮拭 10 ~ 30 次，刮至微微发红为度（图 5 - 1 - 1）。

（2）刮大椎穴：小儿坐位稍微低头，刮痧板蘸取少许介质，在后正中线上，第 7 颈椎棘突下凹陷中大椎穴处，刮拭 10 ~ 30 次，力度由轻到重，刮至出痧为度（图 5 - 1 - 2）。

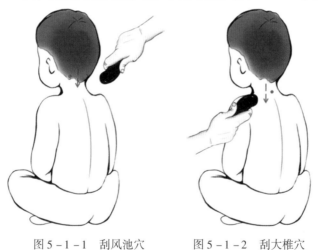

图 5 - 1 - 1　刮风池穴　　　图 5 - 1 - 2　刮大椎穴

（3）刮风门穴：小儿坐位，刮痧板蘸取少许介质，在背部第 2 胸椎棘突下，旁开 1.5 寸风门穴处，用刮痧板一角轻柔地由上向下刮拭 10 ~ 30 次（图 5 - 1 - 3）。

（4）刮足三里穴：小儿仰卧位，刮痧板蘸取少许介质，在犊鼻下 3 寸、距胫骨前缘一横指处的足三里穴，前后左右、内旋或外旋刮揉 10~30 次即可（图 5 – 1 – 4）。

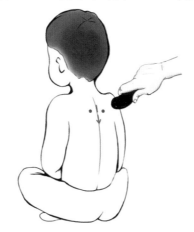

图 5 – 1 – 3　刮风门穴

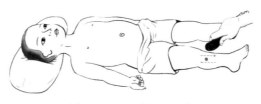

图 5 – 1 – 4　刮足三里穴

2. 刮经络

（1）刮天河水：小儿坐位，刮痧板蘸取少许介质，在前臂正中自总筋至洪池呈一条直线处，自腕横纹向肘横纹刮拭 10~30 次，力度由轻到重，沿同一个方向刮拭（图 5 – 1 – 5）。

（2）刮三关：小儿坐位，刮痧板蘸取少许介质，在前臂桡侧缘的阳池（太渊）至曲池呈一条直线处，轻柔地由上向下刮拭 10~30 次（图 5 – 1 – 6）。

（3）刮夹脊：小儿俯卧位，刮痧板蘸取少许介质，在背腰部后正中线旁开 0.5 寸的直线上，轻轻由上向下刮拭 10～30 次，以出痧为度（图 5 - 1 - 7）。

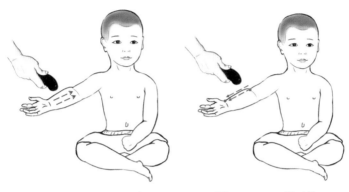

图 5 - 1 - 5　刮天河水　　　　图 5 - 1 - 6　刮三关

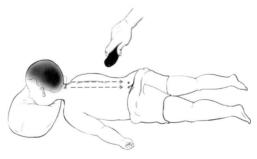

图 5 - 1 - 7　刮夹脊

（4）刮手太阴肺经：小儿坐位，刮痧板蘸取少许介质，沿手太阴肺经循行线两侧，轻柔地刮拭 10～20 次（图 5 - 1 - 8）。

（5）刮督脉：小儿俯卧，刮痧板蘸取少许介质，在背部后正中线，从大椎至身柱轻柔地刮拭 10～30 次（图 5 - 1 - 9）。

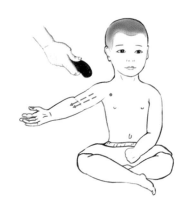

图 5 – 1 – 8　刮手太阴肺经

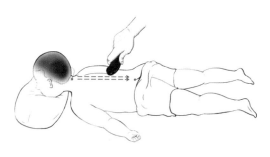

图 5 – 1 – 9　刮督脉

3. 刮部位

刮颈背部：小儿坐位，刮痧板蘸取少许介质，从哑门刮至大椎，由上至下力度轻柔，反复刮拭 10 ~ 30 次即可（图 5 – 1 – 10）。

此法作为小儿感冒的预防及调护方法，能够振奋人体阳气，增强体质，抗御病邪，起到防治感冒的作用。建议根据小儿出痧情况，每 2 ~ 3 日 1 次，以小儿皮肤可接受为度。如仍不好转或小儿出现明显恶寒发热等症状，应及时就诊。

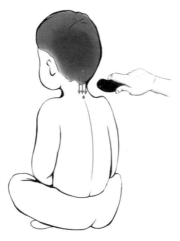

图 5 - 1 - 10　刮颈背部

（四）健康小贴士

1. 起居

（1）运动能够有效提高小儿抵抗力，应适当带领小儿参加室外活动，经常晒太阳，呼吸新鲜空气；流感高发时期，应避免在人流量较多的公共场所停留太久。

（2）根据气温适当增减小儿衣物，换季交替时节应尤为注意。

（3）饮食方面应多食用新鲜蔬果，均衡营养。小儿感冒忌食寒凉、甜酸食物，以及甘厚味及补品、鱼腥虾蟹、坚果类、过咸饮食。预防感冒宜食用富含锌的食物，如肉类、海产品及家禽类食物；富含铁的食物如动物血、奶蛋肉等；富含维生素 C 的红色蔬果如西红柿、红枣、红薯，以及柿子、胡萝卜等富含胡萝卜素的深黄色蔬果。

2. 食疗

（1）生姜红糖水

组成：生姜 5～10 片，红糖适量。

用法：把生姜放入锅中，加适量清水，煎煮 10 ~ 20 分钟，再加以适量红糖。或用红糖水泡生姜片服用。

功效：发汗解表。

主治：小儿感冒伴恶寒重，发热轻，无汗，头痛，时流清涕，咳痰稀白等。

出处：刘弼臣. 中医儿科治疗大成［M］. 石家庄：河北科学技术出版社，1998.

（2）杏仁菊花炖雪梨

组成：雪梨 1 个，杏仁 10g，菊花 3g，冰糖适量。

用法：雪梨去核洗净，连皮切碎。杏仁打碎，同菊花一起放入锅中，加适量清水同煮 30 分钟，去渣取汁，加冰糖适量调味，温服，每日早晚各 1 次。

功效：辛散解毒，清热祛湿。

主治：小儿感冒伴发热重、微恶风、面赤、鼻塞、流黄浊涕、咳嗽痰黏或黄等。

出处：刘弼臣. 中医儿科治疗大成［M］. 石家庄：河北科学技术出版社，1998.

二、小儿反复呼吸道感染

（一）概述

小儿反复呼吸道感染是儿科的常见病之一，包括上呼吸道感染和下呼吸道感染，本病一般是指小儿平均每年有 6 次以上的上呼吸道感染或者有 2 次以上的下呼吸道感染。主要表现为反复咽炎、鼻炎、鼻窦炎、扁桃体炎、支气管炎、肺炎等。据统计，在儿科门诊中呼吸道感染占儿科疾病的 80%，反复呼吸道感染患儿占其中的 20% ~ 30%，影响小儿生长发育，对小儿身心健康和发育不利，因此小儿如果有反复呼吸道感染的倾向应该及早防治。

小儿反复呼吸道感染是非特异性感染，感染因素很多，西医学普遍认为患儿免疫功能异常为患病的重要原因，也与营养不均衡有关。中医学主要将病因归纳为体质虚弱，邪气易袭；环境失宜，感受外邪。病位多在肺脾肾，三脏失调，以至于脏腑功能失调，卫外不固，治疗宜扶正祛邪。刮痧疗法对于各型小儿反复呼吸道感染有较好的疗效。

（二）临床表现

1. 反复鼻炎、鼻窦炎、扁桃体炎、腺样体肥大等。

2. 反复肺炎或支气管炎等。

3. 发热、咳嗽等。

4. 流鼻涕、打喷嚏等。

（三）治疗

基本方：刮肺俞穴、刮督脉、刮足太阳膀胱经、刮六腑、刮天河水。

加减方：咽喉部感染，加刮颈部；气管感染炎症，加刮胸部正中；肺部感染，加刮两肺体表投影区；邪在表里之间，加刮枢经。

1. 刮穴位

刮肺俞穴：小儿俯卧位，刮痧板蘸取少许介质，在第三胸椎棘突下两侧旁开1.5寸处肺俞穴位置刮拭，以皮肤发红或出现红色血斑为度（图5-2-1）。

2. 刮经络

（1）刮督脉：小儿俯卧位，暴露背部，在督脉线上涂以介质，用刮痧板沿督脉从上到下轻刮，以皮肤潮红或起红色血斑为度（图5-2-2）。

（2）刮足太阳膀胱经：小儿俯卧位，在膀胱经上涂以介

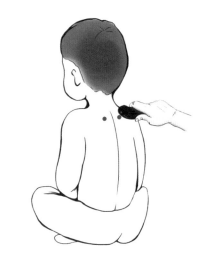

图 5 - 2 - 1　刮肺俞穴

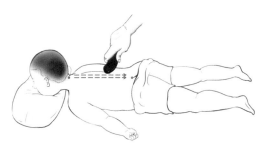

图 5 - 2 - 2　刮督脉

质，用刮痧板分别沿着两侧膀胱经从上到下轻刮，以皮肤潮红或起红色血斑为度（图 5 - 2 - 3）。

（3）刮枢经：枢经即足少阳胆经，小儿侧卧位，在身体侧面胆经上涂以介质，用刮痧板分别沿着两侧胆经从上到下轻刮，手法刚柔相济，以皮肤潮红为度（图 5 - 2 - 4）。

（4）刮六腑：小儿坐位，刮痧板蘸取少许介质，用平刮法在前臂尺侧缘，从肘端（少海穴）位置沿直线刮至阴池

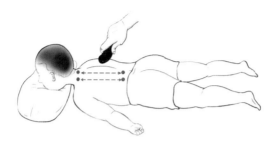

图 5 - 2 - 3 刮足太阳膀胱经

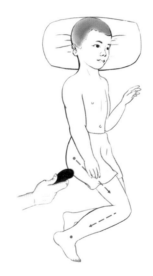

图 5 - 2 - 4 刮枢经

（神门穴），以皮肤发红为度（图 5 - 2 - 5）。

（5）刮天河水：小儿坐位，刮痧板蘸取少许介质，沿着前臂正中，自总筋至洪池呈一直线轻刮，即从腕横纹刮至肘横纹，以皮肤发红为度（图 5 - 2 - 6）。

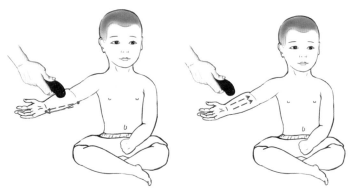

图 5 - 2 - 5　刮六腑　　　图 5 - 2 - 6　刮天河水

3. 刮部位

（1）刮颈部：小儿自由体位，刮痧板蘸取少许介质，从廉泉缓慢向下刮颈部咽喉体表投影区，以皮肤发红为度（图5 - 2 -7）。

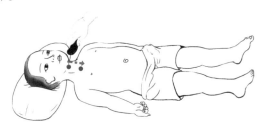

图 5 - 2 - 7　刮颈部

（2）刮胸部正中：小儿自由体位，刮痧板蘸取少许介质，从颈前正中下方凹陷处（天突穴）轻刮胸前正中气管体表投影区，以轻微发红为度（图5 - 2 -8）。

（3）刮两肺体表投影区：小儿仰卧位，刮痧板蘸取少许介质，从胸骨正中由内向外沿肋骨刮肺部体表投影区，以轻微发红为度（图5 - 2 -9）。

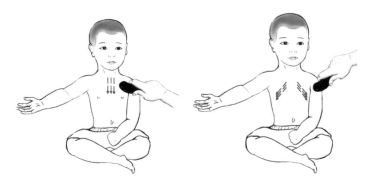

图 5 - 2 - 8　刮胸部正中　　图 5 - 2 - 9　刮两肺体表投影区

此法作为小儿反复呼吸道感染的调护方法，宜 5 ~ 7 天 1 次，4 次为 1 个疗程，此病为慢性发作性疾病，宜连续用 2 ~ 3 个疗程。

（四）健康小贴士

1. 起居

（1）注意气候变化，适当增减衣物，防止出汗伤风和受凉，尤其背部和足底不可受凉。

（2）小儿饮食宜清淡，不宜过食辛辣油腻和生冷，以至于阻遏中焦，使脾不健运而导致疾病。

（3）空气宜流通，避免吸入煤气、粉尘、油烟等刺激性气味。

2. 食疗

（1）梨贝煎

组成：雪花梨 1 个（去核），川贝 8g，冰糖 12g。

用法：以水煎煮，频饮其水。

功效：养阴清热。

主治：小儿反复呼吸道感染，伴有干咳无痰，大便干燥等。

出处：刘弼臣．中医儿科治疗大成［M］．河北：河北科学技术出版社，1998．

（2）山药粥

组成：山药100g，大米100g。

用法：水煮成粥。

功效：健脾补气。

主治：脾气亏虚，伴有腹泻、咳嗽症状的小儿。

出处：刘弼臣．中医儿科治疗大成［M］．河北：河北科学技术出版社，1998．

三、小儿咳嗽

（一）概述

小儿咳嗽是以咳嗽为主要症状，并常伴有发热、气促、鼻塞流涕等外感表证的临床常见呼吸系统疾病。本病好发于冬春季节，且一年四季皆可发病。若治疗及时得当，一般预后较好。但婴幼儿素体较弱者，常反复发作，迁延难愈；病重者可合并心衰等病症，较为凶险。

西医学认为小儿咳嗽的主要病因有呼吸道感染、咳嗽变异性哮喘、上气道咳嗽综合征、胃食管反流性咳嗽、嗜酸粒细胞性支气管炎等。中医学将咳嗽分为外感与内伤两大类。在外是由于小儿肺脏娇嫩，易感风邪，致使外邪犯肺，肺气壅遏不畅所致；在内则多由"痰"与"火"等病理产物或其他疾病传变而来。小儿咳嗽则多以外感为常见，病位主要在肺，与肝脾有关，久则及肾。故小儿调护应加强锻炼，增强体质，可适当增加户外运动，同时注意防护。应用刮痧疗法可有效增强患儿体质，提高抗病能力。

（二）临床表现

1. 咳嗽、气促、发热、咽痛等。

2. 鼻塞、流涕、咳痰清稀或黏稠等。

3. 肺部感染严重者可出现呼吸急促、缺氧及发绀等。

（三）治疗

基本方：刮肺俞、刮肺经、刮脾经、刮内八卦。

加减方：畏寒无汗、鼻流清涕加刮三关；发热咽干、鼻流浊涕加刮脊柱、曲池；痰多黏腻加刮脾俞、丰隆；气促且急加刮前胸部。

1. 刮穴位

（1）刮肺俞穴：小儿坐位或俯卧位，刮痧板蘸取适量介质，用刮痧板刮小儿背部第三胸椎棘突旁开 1.5 寸处的肺俞穴，力度适宜，以皮肤潮红为度（图 5 – 3 – 1）。

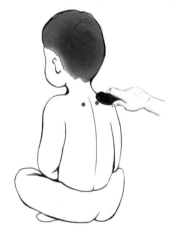

图 5 – 3 – 1　刮肺俞穴

（2）刮曲池穴：小儿坐位，刮痧板蘸取少许介质，将肘部伸直，用刮板轻刮肘横纹外侧端与肱骨外上髁连线中点处的曲池穴，以皮肤出现潮红为度（图5-3-2）。

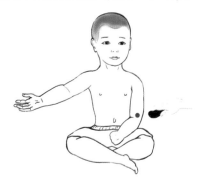

图5-3-2　刮曲池穴

（3）刮脾俞穴：小儿坐位，刮痧板蘸取少许介质，在第11胸椎棘突下，后正中线旁开1.5寸处的脾俞穴进行刮拭，以皮肤出现潮红为度（图5-3-3）。

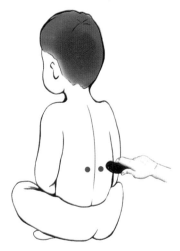

图5-3-3　刮脾俞穴

（4）刮丰隆穴：小儿仰卧或坐位，刮痧板蘸取少许介质，用刮痧板在小腿外侧，外踝尖上8寸，胫骨前肌外缘丰隆穴处进行刮拭，以皮肤出现潮红为度（图5-3-4）。

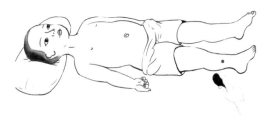

图5-3-4　刮丰隆穴

2. 刮经络

（1）刮肺经：小儿坐位或仰卧位，刮痧板蘸取少许介质。若小儿病程较短，气促且急，则一手持小儿无名指固定，另一手持刮板循小儿无名指由指根刮向指端；若小儿病程日久不愈，寒热症状不明显，则由指端刮向指根。力度柔和，刮30～50次即可（图5-3-5）。

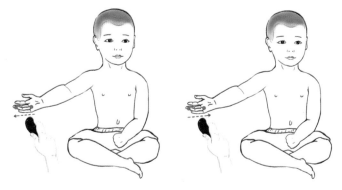

图5-3-5　刮肺经

（2）刮脾经：小儿坐位或仰卧位，刮痧板蘸取少许介质，一手固定小儿前臂，另一手持刮板循小儿拇指桡侧刮向掌根，按此方向反复多次刮痧，力度柔和，刮30~50次即可（图5-3-6）。

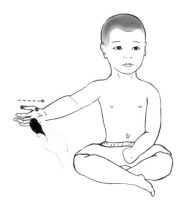

图5-3-6 刮脾经

（3）刮三关：小儿坐位或仰卧位，刮痧板蘸取少许介质，沿前臂桡侧缘，自阳池至曲池呈一直线，由腕横纹刮至肘横纹，反复刮拭，以皮肤潮红为度（图5-3-7）。

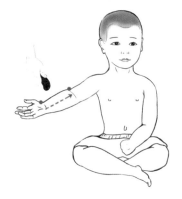

图5-3-7 刮三关

（4）刮脊柱：小儿俯卧位，刮痧板蘸取适量介质，自颈椎刮向腰骶，按此方向多次刮痧，以皮肤潮红为度（图5 - 3 - 8）。

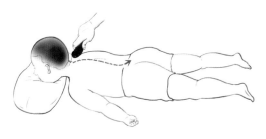

图5 - 3 - 8　刮脊柱

3. 刮部位

（1）刮内八卦：小儿坐位或仰卧位，刮痧板蘸取少许介质，一手握住小儿手掌，掌心向上，另一手持刮痧板于小儿掌中顺时针画圆刮拭，力度柔和，轻微发红为度（图5 - 3 - 9）。

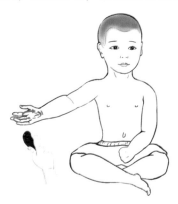

图5 - 3 - 9　刮内八卦

（2）刮前胸部：小儿仰卧位，刮痧板蘸取适量介质，从颈前正中下方凹陷处（天突穴）竖向轻刮至胸前正中（膻中穴），横向由内向外刮至锁骨下窝外侧（中府穴），力度柔和，以皮肤轻微发红为度（图 5 - 3 - 10）。

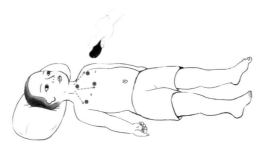

图 5 - 3 - 10　刮前胸部

此刮痧疗法病中宜隔 2 ~ 3 日 1 次，1 周为 1 个疗程。急性病者见效较快，痊愈即可；慢性病者可以保健为主，每周 1 次，逐渐增强体质，宜连续应用 3 ~ 5 个疗程。

（4）健康小贴士

1. 起居

（1）适当增加户外运动，加强锻炼，增强体质。

（2）保持室内清洁，空气流通，湿度适中，避免空气干燥，以利于痰液咳出。

（3）根据气温变化随时增减衣物，避免感冒着凉。

（4）饮食宜清淡、富有营养，多饮温开水。

（5）保持呼吸道通畅，经常拍背翻身，以助于排痰。

（6）密切观察病情变化，防止发生变证。

2. 食疗

（1）葱白粥

组成：糯米 60g，生姜 5 片（捣烂），葱白 5 段，米醋 5mL。

用法：煮粥，趁热服用，每日早、晚各 1 次。

功效：祛风散寒止咳。

主治：咳嗽伴恶寒重、渴喜热饮、鼻流清涕、痰白清稀等。

出处：汪受传. 中医儿科学［M］. 北京：人民卫生出版社，1998.

（2）梨粥

组成：梨1个，葱白7条（连须），白糖10g。

用法：水煎服，早、晚饮用。

功效：祛风清热止咳。

主治：咳嗽伴发热重、咽干、渴喜冷饮、鼻流浊涕、咳黄脓痰等。

出处：汪受传. 中医儿科学［M］. 北京：人民卫生出版社，1998.

四、小儿哮喘

（一）概述

哮喘又名支气管哮喘，是一种表现为反复咳嗽、喘鸣及呼吸困难的梗阻性呼吸道疾病。本病有明显季节性，以冬季为主或由换季气候骤变诱发，小儿发病有明显遗传因素。由于本病反复发作，迁延不愈，不仅影响小儿生长发育，而且如果早期治疗不及时或治疗不当最终会发展为成人哮喘，严重损害肺功能的同时，若频繁出现哮喘持续发作状态，将会危及生命。

西医学认为小儿哮喘是由多种细胞及细胞因子参与的慢性气道炎症，其病因可能与感染、遗传基因、气候、地域环境、饮食等因素有关。中医学认为小儿为稚阴稚阳之体，机体抵抗力较差，易感受外邪，引动伏邪，阻遏肺气，气逆为喘，病变部位主要在肺、脾、肾。小儿哮喘分为发作期和缓解期，发作期除表现为突然发病、呼吸困难、张口抬肩之外，还多伴有恶寒发热等表证；缓解期多表现为神疲乏力、心悸气短等脾肾虚弱症。应用刮痧疗法可有效提高小儿体质，增强抗病能力，对哮喘缓解期有较好的治疗作用，对哮喘发作期也可作为辅助治疗手段。

（二）临床表现

1. 哮喘发作期轻度表现为发作性咳嗽，胸闷；重度表现为端坐呼吸，甚则张口抬肩、面色苍白、喉间有哮鸣音等。

2. 形寒肢冷、鼻流清涕，或有面红身热、咽干脉数等症状。

3. 缓解期多数症状不明显，或仅表现为胸闷、听诊呼吸音减弱等。

（三）治疗

基本方：刮定喘、刮肺经、刮脾经、刮板门、刮前胸部。

加减方：形寒肢冷，鼻流清涕加刮三关；面赤身热，咽干加刮大肠经、六腑。神疲乏力加刮肾经、足三里。

1. 刮穴位

（1）刮定喘穴：小儿坐位或俯卧位，刮痧板蘸取适量介质，用刮痧板刮小儿背部第七颈椎棘突下旁开 0.5 寸处的定喘穴，力度适宜，以皮肤潮红为度（图 5 - 4 - 1）。

（2）刮板门：小儿坐位或仰卧位，刮痧板蘸取少许介质，

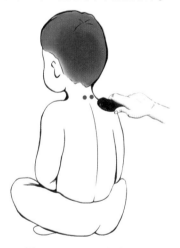

图 5 - 4 - 1　刮定喘穴

一手握住小儿四指，另一手持刮痧板循小儿鱼际刮向腕横纹，按此方向反复多次刮痧，力度柔和，以皮肤潮红为度（图 5 - 4 - 2）。

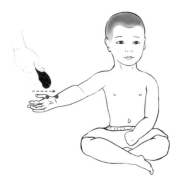

图 5 - 4 - 2 刮板门

（3）刮足三里穴：小儿仰卧位或坐位，刮痧板蘸取少许介质，用刮痧板于小腿外侧，犊鼻下三寸，距胫骨前嵴一横指足三里处轻刮，适度即可，30 ~ 50 次为宜（图 5 - 4 - 3）。

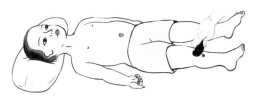

图 5 - 4 - 3 刮足三里穴

2. 刮经络

（1）刮肺经：小儿坐位或仰卧位，刮痧板蘸取少许介质。若小儿病程较短，气促且急，则一手持小儿无名指固定，另一手持刮痧板循小儿无名指由指根刮向指端；若小儿病程日久不愈，寒热症状不明显者，则由指端刮向指根。力度柔和，刮

30～50 次即可（图 5 - 4 - 4）。

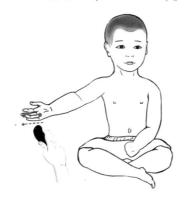
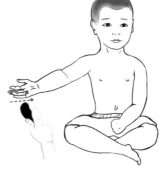

图 5 - 4 - 4　刮肺经

（2）刮脾经：小儿坐位或仰卧位，刮痧板蘸取少许介质，一手固定小儿前臂，另一手持刮板循小儿拇指桡侧刮向掌根，按此方向反复多次刮痧，力度柔和，刮 30～50 次即可（图 5 - 4 - 5）。

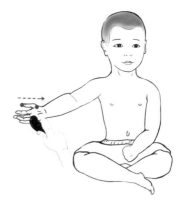

图 5 - 4 - 5　刮脾经

（3）刮三关：小儿坐位或仰卧位，刮痧板蘸取少许介质，一手握住小儿腕部，另一手持刮板循小儿前臂桡侧（近拇指侧），沿腕横纹刮至肘横纹，呈一条直线，按此方向反复多次刮拭，以皮肤潮红为度（图 5 - 4 - 6）。

（4）刮大肠经：小儿坐位或仰卧位，刮痧板蘸取少许介质，一手固定小儿前臂，一手用刮板从小儿虎口刮向食指尖端，按此方向反复多次刮痧，力度柔和，刮 30～50 次即可

（图 5 - 4 - 7）。

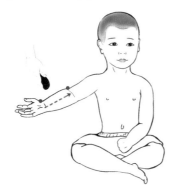

图 5 - 4 - 6　刮三关

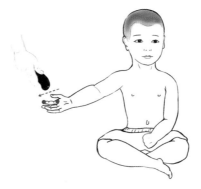

图 5 - 4 - 7　刮大肠经

（5）刮六腑：小儿坐位或仰卧位，刮痧板蘸取少许介质，一手握住小儿腕部，另一手持刮板循小儿前臂尺侧（近小指侧），沿肘横纹刮至腕横纹呈一条直线，按此方向反复多次刮拭，以皮肤潮红为度（图 5 - 4 - 8）。

（6）刮肾经：小儿坐位或仰卧位，刮痧板蘸取少许介质，一手固定小儿前臂，另一手用

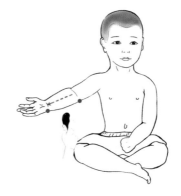

图 5 - 4 - 8　刮六腑

刮痧板循小儿小指由指根向指尖方向直刮，力度柔和，刮30 ~ 50 次即可（图 5 - 4 - 9）。

3. 刮部位

刮前胸部：小儿仰卧位，刮痧板蘸取适量介质，用刮板从颈前正中下方凹陷处（天突穴）竖向轻刮至胸前正中（膻中

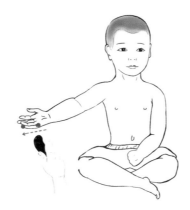

图 5 - 4 - 9　刮肾经

穴），横向由内向外刮至锁骨下窝外侧（中府穴），力度柔和，以皮肤轻微发红为度（图 5 - 4 - 10）。

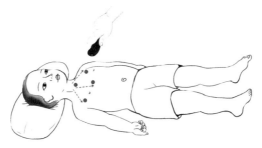

图 5 - 4 - 10　刮前胸部

本病为慢性发作性疾病，宜隔 3 ~ 5 日 1 次，4 次为 1 个疗程，宜连续用 2 ~ 3 个疗程。此法尤适用于哮喘缓解期的治疗，若小儿哮喘发作，病势凶险，有喘脱危象者请及时就医。

（四）健康小贴士

1. 起居

（1）适当增加户外运动，加强锻炼，增强体质。

（2）注意保暖，防止感冒，避免因寒冷空气刺激而诱发。

（3）饮食宜清淡，忌肥甘油腻，避免海膻发物。

（4）避免烟尘异味。

（5）保持心情舒畅，劳逸结合。

2. 食疗

（1）鱼腥丝瓜汤

组成：鱼腥草、丝瓜各50g。

用法：丝瓜切片，鱼腥草寸断，用常法加调料制成汤，早、晚饮用。

功效：清肺化痰定喘。

主治：哮喘伴有痰多色黄、口渴咽干、尿黄便秘等。

出处：汪受传. 中医儿科学［M］. 北京：人民卫生出版社，1998.

（2）虫草炖肉

组成：冬虫夏草10g，瘦猪肉150g。

用法：瘦猪肉切块，加冬虫夏草及各种调料炖煮，按需服用。

功效：补肺纳肾平喘。

主治：哮喘日久，生长发育缓慢，喘而无力的小儿。

出处：汪受传. 中医儿科学［M］. 北京：人民卫生出版社，1998.

五、小儿疳积

（一）概述

小儿疳积即小儿营养不良症和多种维生素缺乏症，各个年龄皆可发病，多见于1～5岁儿童。主要表现为形体消瘦、皮肤干燥松弛、精神萎靡不振、智力发育迟缓，并可伴有恶心、呕吐、腹泻等消化道症状。

西医学认为其病因是由于乳食喂养不当或家长喂食不知节制，损伤脾胃；或因慢性腹泻、慢性痢疾、肠道寄生虫等病，经久不愈；或用药过量，损伤脾胃等引起。中医学认为小儿生理特点为"脾常不足，肾常虚"，先天不足，运化水谷精微力弱，后天多因饮食不节或其他疾病影响，致使脾胃功能受损，气血津液逐渐耗伤，最后导致全身虚弱羸瘦。其病变脏腑重在脾胃，受先天影响，为本虚标实之症。应用刮痧疗法，标本兼治，攻补兼施，效果优异。

（二）临床表现

1. 饮食异常、烦躁不安或精神萎靡。

2. 形体消瘦，面黄肌瘦，大便不调。

3. 毛发焦枯，肚大筋露。

（三）治疗

基本方：刮脾经、刮三关、刮板门、刮足三里。

加减方：腹泻加刮上七节骨；呕吐加刮天柱骨；腹胀加刮腹部；发热加刮天河水。

1. 刮穴位

（1）刮板门：小儿坐位或仰卧位，刮痧板蘸取少许介质，一手握住小儿四指，另一手持刮板循小儿鱼际刮向腕横纹，按此方向反复多次刮痧，力度柔和，以皮肤潮红为度（图5-5-1）。

（2）刮足三里穴：小儿仰卧位或坐位，刮痧板蘸取少许介质，于小腿外侧，犊鼻下三寸，距胫骨前嵴一横指的足三里

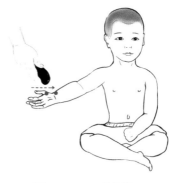

图5-5-1　刮板门

处轻刮，适度即可，30～50次为宜。

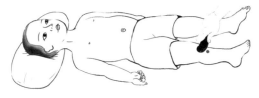

图5－5－2　刮足三里穴

2. 刮经络

（1）刮脾经：小儿坐位或仰卧位，刮痧板蘸取少许介质，一手固定小儿前臂，另一手持刮板循小儿拇指桡侧刮向掌根，按此方向反复多次刮拭，力度柔和，刮30～50次即可（图5－5－3）。

（2）刮三关：小儿坐位或仰卧位，刮痧板蘸取少许介质，一手握住小儿腕部，另一手持刮板循小儿前臂桡侧（近拇指侧），沿腕横纹刮至肘横纹呈一条直线，按此方向反复多次刮拭，以皮肤潮红为度（图5－5－4）。

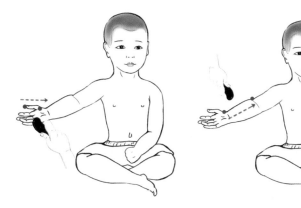

图5－5－3　刮脾经　　　　　图5－5－4　刮三关

（3）刮上七节骨：小儿俯卧位，刮痧板蘸取少许介质，自尾椎骨刮至命门，按此方向反复刮拭，以皮肤潮红为度（图5-5-5）。

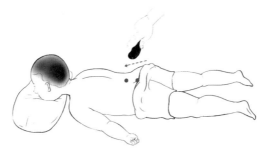

图5-5-5　刮上七节骨

（4）刮天河水：小儿坐位或仰卧位，刮痧板蘸取少许介质，一手固定小儿腕部，另一手持刮痧板循前臂正中，沿腕横纹刮至肘横纹，按此方向反复多次刮痧，力度柔和，以潮红为度（图5-5-6）。

3. 刮部位

（1）刮天柱骨：小儿俯卧位，刮痧板蘸取适量介质，持刮痧板自枕骨下，沿颈后发际

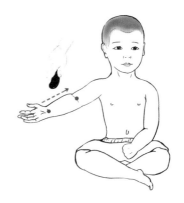

图5-5-6　刮天河水

正中刮至大椎穴呈一直线，按此方向反复多次刮痧，力度柔和，一般刮至微微发红即可（图5-5-7）。

（2）刮腹部：小儿仰卧位，刮痧板蘸取适量介质，用刮痧板以脐为圆心，2寸为半径顺时针画圆刮痧，或沿脐旁2寸肌肉自上而下刮痧，力度适宜，以潮红为度（图5-5-8）。

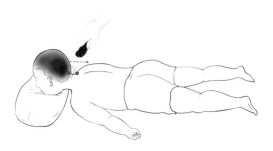

图 5 – 5 – 7　刮天柱骨

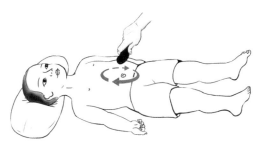

图 5 – 5 – 8　刮腹部

此法宜隔 3～5 日 1 次，4 次为 1 个疗程，此病为慢性发作性疾病，宜连续用 2～3 个疗程。

（四）健康小贴士

1. 起居

（1）WHO 推荐的婴幼儿最佳喂养方式为出生后最初 6 个月纯母乳喂养，为儿童营养提供重要基础，此后继续喂养至 2 岁或 2 岁以上，同时自婴儿 6 月龄开始，及时且合理的增加辅食。

（2）辅食添加时，要一种一种的添加，婴儿适应了一种食物再添加另一种食物，一种食物一般需要适应 5～7 天。辅食添加的质地，一般由泥状逐渐过渡到块状，相应增加食物粗糙度，如从果泥到软的碎块水果或蔬菜。

（3）建立良好的饮食习惯，创造轻松、愉悦、安全的进餐环境，并使其学会自主进食。

2. 食疗

茯苓糕

组成：白茯苓、白莲肉（炒微焦）、大麦粉（炒焦）、胡桃肉（炒微焦）、黑芝麻（炒微焦）各50g，净白糖100g。

用法：上述共研细末，再加白糖拌和均匀上蒸笼，蒸后即成糕糊。将糕糊切小块，冷却后用洁净瓷缸收贮，干燥后即可取食，每日10~15g，婴幼儿可用开水调成糊服用。

功效：消积理脾。

主治：小儿疳积伴有腹胀腹泻、精神萎靡等。

出处：汪受传. 中医儿科学［M］. 北京：人民卫生出版社，1998.

六、小儿阑尾炎

（一）概述

小儿阑尾炎又称小儿急性阑尾炎，是小儿常见的急腹症之一，以5岁以上小儿多见。小儿阑尾炎虽较成人发病率低，但由于症状不典型，诊断发现难，且病势较成人严重，因此应加以重视。当小儿发生呕吐、腹痛、腹泻、不明原因发热等，都应考虑阑尾炎。若诊断治疗不及时，则会带来严重的并发症，甚至死亡。

西医学认为小儿阑尾炎的病因可能与阑尾腔梗阻、细菌感染、血流障碍及神经反射等因素相互影响有关。中医学认为本病常因饮食不节，饱食后急剧奔走或跌扑损伤等，损伤肠胃，导致肠道传化失司，糟粕停滞，气血瘀滞，瘀久化热，热胜肉腐而成痈肿；或外邪侵入肠中，经络受阻，郁久而化热成痈。本病的病位在腑，六腑以通为用，应用刮痧疗法施以泻法，痛苦少、疗效好，尤其适用于轻中度的单纯性阑尾炎和阑尾周围脓肿。阑尾炎急性发作时不宜使用刮痧疗法治疗，待病情稳定后可用本法起到一定的调护作用。小儿由于诊断上的困难和病情变化较快，即使单纯性阑尾炎也要在密切观察做好手术准备的情况下进行非手术治疗，严重的阑尾炎应以手术治疗为主。

（二）临床表现

1. 呕吐、腹泻，且呕吐常为首发症状，程度重、持续时间长。

2. 持续性腹痛，开始于脐周或上腹部，数小时后转移到右下腹。

3. 全身症状较严重，如高热，体温多在 37.5～38.5℃，或可高达 39～40℃，甚至出现寒战、热性惊厥等症状。

（三）治疗

基本方：刮阑尾穴、刮大肠经、刮天河水、刮六腑。

加减方：腹泻加刮上七节骨；呕吐加刮天柱骨；腹胀加刮腹部。

1. 刮穴位

刮阑尾穴：小儿仰卧位或坐位，刮痧板蘸取少许介质，在足三里直下两寸，即小腿外侧，犊鼻下五寸，距胫骨前嵴一横指阑尾穴处轻刮 30～50 次，力度柔和，微微发红即可（图5－6－1）。

2. 刮经络

（1）刮大肠经：小儿坐位或仰卧位，刮痧板蘸取少许介质，一手固定小儿前臂，一手用刮板循小儿虎口沿食指桡侧刮

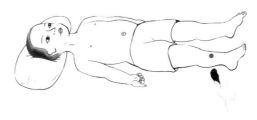

图 5 – 6 – 1　刮阑尾穴

向指尖，按此方向反复轻刮 30 ~ 50 次，以皮肤潮红为度（图 5 – 6 – 2）。

（2）刮天河水：小儿坐位或仰卧位，刮痧板蘸取少许介质，一手固定小儿腕部，另一手持刮板循前臂正中，沿腕横纹刮至肘横纹，按此方向反复多次刮痧，力度柔和，以皮肤潮红为度（图 5 – 6 – 3）。

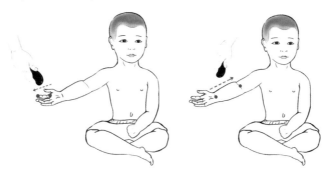

图 5 – 6 – 2　刮大肠经　　　图 5 – 6 – 3　刮天河水

（3）刮六腑：小儿坐位或仰卧位，刮痧板蘸取少许介质，一手握住小儿腕部，另一手持刮板循小儿前臂尺侧（近小指侧），沿肘横纹刮至腕横纹，按此方向反复多次刮拭，以皮肤潮红为度（图 5 – 6 – 4）。

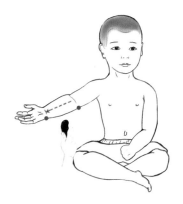

图 5 - 6 - 4　刮六腑

（4）刮上七节骨：小儿俯卧位，刮痧板蘸取少许介质，用刮板自尾椎骨刮至命门呈一直线，按此方向反复刮拭，以皮肤潮红为度（图 5 - 6 - 5）。

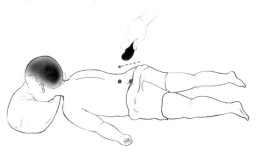

图 5 - 6 - 5　刮上七节骨

3. 刮部位

（1）刮天柱骨：小儿俯卧位，刮痧板蘸取适量介质，持刮痧板自枕骨下，沿颈后发际正中刮至大椎穴，按此方向反复多次刮痧，力度柔和，一般刮至微微发红即可（图 5 - 6 - 6）。

（2）刮腹部：小儿仰卧位，刮痧板蘸取适量介质，用刮痧板以脐为圆心，2 寸为半径顺时针画圆刮痧，或沿脐旁 2 寸

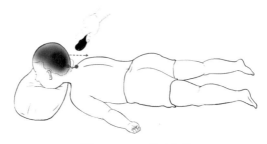

图 5 – 6 – 6　刮天柱骨

肌肉自上而下刮痧，力度适宜，以潮红为度（图 5 – 6 – 7）。

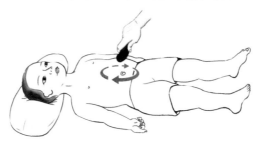

图 5 – 6 – 7　刮腹部

此刮痧疗法只适用于阑尾炎初期轻度发热，以症状较轻、经医生建议选择保守治疗的小儿，病中宜隔 3～5 日 1 次，4 次为 1 个疗程，宜连续应用 2～3 个疗程。若病情急迫较为凶险，请及时就医并选择合适的手术治疗。

（四）健康小贴士

1. 起居

（1）平时饮食喂养有节，饱食之后不要剧烈运动。

（2）注意保暖，防止腹部受寒可以降低阑尾炎的发病概率。

（3）发病以后，饮食宜清淡，忌肥甘油腻，避免增加肠胃负担。

（4）非手术疗法要多卧床休息，过多运动会使炎症加剧，禁止突然剧烈活动，以防脓肿破裂。

（5）治疗后症状消失，应坚持服药一周左右，可以减少复发。

2. 食疗

润肠散

组成：南瓜子、松子、黑芝麻、花生仁、白糖各40g。

用法：将南瓜子和松子炒香去壳，加入炒香的黑芝麻和花生仁，一起研细加入白糖。每次1匙，日服2~3次，温开水服。

功效：解毒消肿，润肠通便。

主治：阑尾炎初期伴有便秘的小儿。

出处：汪受传. 中医儿科学［M］. 北京：人民卫生出版社，1998.

七、小儿发热

（一）概述

发热是儿科疾病中最常见的症状之一，是指体温异常升高并超过正常范围（小儿正常体温36~37.3℃），又分为低度发热（37.3~38℃）、中度发热（38.1~39℃）、高度发热（39.1~40℃）、超高热（41℃以上）。据流行病学调查显示，发热年龄多在0~9岁，小儿发热为急症，可伴有惊风、抽搐，严重则可危及生命。

小儿发热常见于西医的多种炎症、传染性疾病。中医学主要将病因归纳为外感和内伤两大类。外感发热多由感受外邪，阳气闭郁引起。内伤发热有阴虚内热、食积发热、气虚发热之分。外感发热治疗以透达邪热为主，内伤发热治疗以滋阴、消食、益气之法为主。刮痧疗法对于各型发热均有较好疗效。

（二）临床表现

1. 体温异常升高超过正常范围0.5℃（小儿正常体温36～37.3℃），即直肠温度肛门处测得，一般口腔温度较其低0.3～0.5℃，腋下温度较其温度低0.6～1℃。

2. 伴有全身不适、疲倦乏力、口渴咽干、有汗或无汗、头痛、皮疹、食欲减退、情绪不稳定等。

3. 在生长发育阶段出现阶段性低热，3～4天后热度自行消退，尚可活动自如，无异常指标，是为小儿生长热，发热期间应注意营养。

（三）治疗

基本方：刮督脉、刮足太阳膀胱经、刮六腑、刮天河水、刮曲池。

加减方：伴有咽喉部红肿疼痛，加刮颈部；伴有咳嗽，加刮胸部正中；伴有便秘，加下刮七节骨。

1. 刮穴位

刮曲池穴：小儿自由体位，刮痧板蘸取少许介质，将肘部屈曲90度，取肘横纹外侧端与肱骨外上髁连线中点，用刮板轻刮此穴10～30次，以皮肤出现潮红为度（图5－7－1）。

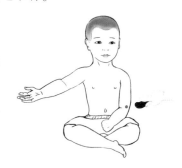

图5－7－1　刮曲池穴

2. 刮经络

（1）刮督脉：小儿俯卧位，暴露背部，在督脉线上涂以介质，用刮痧板沿督脉从上到下轻刮, 以皮肤潮红或起红色血斑为度 (图 5 - 7 - 2)。

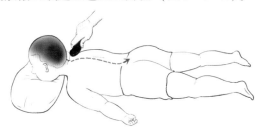

图 5 - 7 - 2 刮督脉

(2) 刮足太阳膀胱经: 小儿俯卧位, 在膀胱经上涂以介质, 用刮痧板分别沿着两侧膀胱经从上到下轻刮, 以皮肤潮红或起红色血斑为度 (图 5 - 7 - 3)。

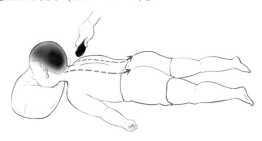

图 5 - 7 - 3 刮足太阳膀胱经

(3) 刮六腑: 小儿自由体位, 刮痧板蘸取少许介质, 在前臂尺侧缘, 用刮痧板从肘端 (少海穴) 位置沿直线刮至阴池 (神门穴), 以皮肤出现潮红为度 (图 5 - 7 - 4)。

(4) 刮天河水: 小儿自由体位, 刮痧板蘸取少许介质, 在前臂正中, 用平刮法自掌面腕横纹正中刮至肘横纹, 以皮肤出现潮红为度 (图 5 - 7 - 5)。

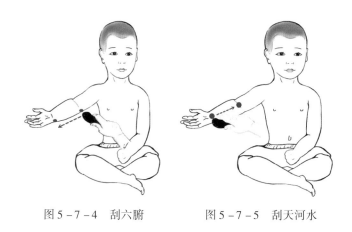

图 5 - 7 - 4 刮六腑   图 5 - 7 - 5 刮天河水

（5）下刮七节骨：小儿俯卧位，刮痧板蘸取少许介质，用刮痧板在后腰部，自第四腰椎棘突刮至尾骨端，以皮肤出现潮红为度（图 5 - 7 -6）。

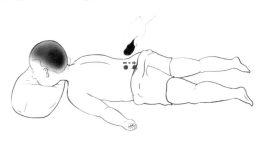

图 5 - 7 - 6 下刮七节骨

3. 刮部位

（1）刮颈部：小儿仰卧位，在颈部涂以介质，用刮痧板从廉泉穴缓慢向下刮颈部咽喉投影区，以皮肤发红为度。颈部皮肤较敏感，也可采用揪痧法代替（图 5 - 7 - 7）。

（2）刮胸部正中：小儿自由体位，在胸部涂以介质，用刮痧板从颈前正中下方凹陷处（天突穴）轻刮胸前正中气管

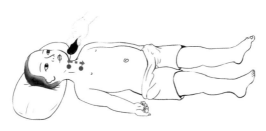

图 5 - 7 - 7　刮颈部

体表区，以皮肤轻微发红为度（图 5 - 7 - 8）。

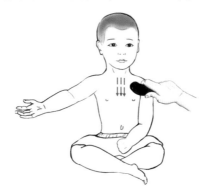

图 5 - 7 - 8　刮胸部正中

此法发热时使用，退热效果好，也可辅助治疗发热以缩短病程。

（四）健康小贴士

1. 起居

（1）注意休息，适当增减衣物，保护刮痧部位，防止受风，刮痧后两日内不宜洗澡。

（2）饮食宜清淡，不食辛辣油腻和生冷之物，尽量以稀粥、面条等质软、易消化的食物为主。

（3）刮痧后多饮温开水，帮助发汗和机体代谢。

2. 食疗

（1）姜糖饮

组成：生姜 3 片（切丝），红糖 15g。

用法：沸水冲泡，加盖温水浸 5 分钟，趁热顿服，服后睡卧盖被取汗。

功效：疏风散寒。

主治：外感风寒发热的小儿。

出处：刘弼臣等．中医儿科治疗大成［M］．河北科学技术出版社，1998.

（2）西瓜番茄汁

组成：西瓜，番茄。

用法：西瓜取瓤、去籽，番茄用沸水冲烫、剥皮，分别用洁净纱布绞挤其汁液，二液合并，代水随量饮用。

功效：疏散风热。

主治：夏季感冒发热的小儿。

出处：刘弼臣等．中医儿科治疗大成［M］．河北科学技术出版社，1998.

八、小儿扁桃体炎

（一）概述

小儿扁桃体炎是指咽部扁桃体发生急性或慢性炎症的一种病症，临床以咽痛为主要表现，急性炎症严重时扁桃体溃烂化脓，多伴有高热、咳嗽、呕吐等症状。扁桃体作为人体呼吸道的第一道免疫屏障，有一定的防御病原微生物的能力，防御不当时易引起炎症。本病四季均可发病，小儿 4～6 岁发病率较高，病程一般 7 日左右，也可迁延不愈或反复发生。

西医学认为小儿扁桃体炎多由链球菌感染或病毒感染引

起，中医学主要将病因归纳为风热邪毒，侵袭咽喉；肺胃热炽，邪毒上攻；邪热伤阴，虚火上炎；肺脾气虚，卫表不固。病位多在肺胃，可累及肾。卫外不固，治疗宜清热解毒，利咽散结。刮痧疗法对于小儿扁桃体炎引起的咽喉肿痛、充血、吞咽困难有显著疗效。

（二）临床表现

1. 剧烈咽痛、吞咽痛、流口水。

2. 局部检查可见咽部黏膜呈弥漫性充血、肿大。

3. 可伴有疲乏无力、发热或怕冷、头痛、食欲减退、便秘等。

（三）治疗

基本方：刮督脉、刮足太阳膀胱经、刮肺经、刮少商、刮六腑。

加减方：咽喉部疼痛明显，加刮颈部；溃烂成脓，加刮内庭穴；伴有高热，加刮天河水；伴有咳嗽，加刮胸部正中。

1. 刮穴位

（1）刮少商穴：小儿自由体位，刮痧板蘸取少许介质，在拇指甲根桡侧旁 1 分处，从指尖方向刮向指根方向，10 ~ 30 次为宜（图 5 - 8 - 1）

（2）刮内庭穴：小儿自由体位，刮痧板蘸取少许介质，以平刮法在足背第 2、3 趾间的趾蹼缘后方亦白肉际处，从足

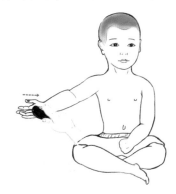

图 5 - 8 - 1　刮少商穴

趾方向刮向足跟方向，10 ~ 30 次为宜（图 5 - 8 - 2）。

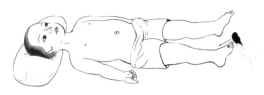

图 5 – 8 – 2　刮内庭穴

2. 刮经络

（1）刮督脉：小儿俯卧位，暴露背部，在督脉线上涂以介质，用刮痧板沿督脉从上到下轻刮，以皮肤潮红或起红色血斑为度（图 5 – 8 – 3）。

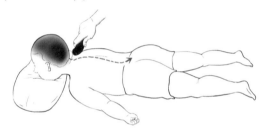

图 5 – 8 – 3　刮督脉

（2）刮足太阳膀胱经：小儿俯卧位，在膀胱经上涂以介质，用刮痧板分别沿着两侧膀胱经从上到下轻刮，以皮肤潮红或起红色血斑为度（图 5 – 8 – 4）。

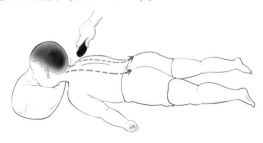

图 5 – 8 – 4　刮足太阳膀胱经

（3）刮肺经：小儿自由体位，刮痧板蘸取少许介质，在小儿无名指手掌面，从指根向指尖沿直线刮动，以皮肤出现潮红为度（图5-8-5）。

（4）刮六腑：小儿自由体位，刮痧板蘸取少许介质，在前臂尺侧缘，从肘端（少海穴）位置沿直线刮至阴池（神门穴），以皮肤出现潮红为度（图5-8-6）。

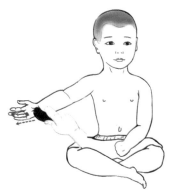

图5-8-5　刮肺经

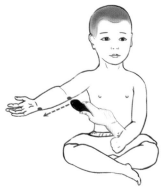

图5-8-6　刮六腑

（5）刮天河水：小儿自由体位，刮痧板蘸取少许介质，在前臂正中，自掌面腕横纹正中刮至肘横纹，以皮肤出现潮红为度（图5-8-7）。

3. 刮部位

（1）刮颈部：小儿仰卧位，在颈部涂以介质，用刮痧板从廉泉缓慢向下刮颈部咽喉投影区，以皮肤发红为度。颈部皮肤较敏感，也可采用揪痧法代

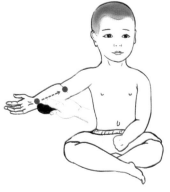

图5-8-7　刮天河水

替（图 5 – 8 – 8）。

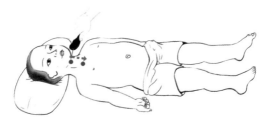

图 5 – 8 – 8 刮颈部

（2）刮胸部正中：小儿自由体位，在胸部涂以介质，用刮痧板从颈前正中下方凹陷处（天突穴）轻刮胸前正中气管体表区，以皮肤轻微发红为度（图 5 – 8 – 9）。

此法宜 5 ~ 7 天 1 次，4 次为 1 个疗程，急性发作时无需按疗程治疗，慢性发作时，宜连续用 1 ~ 2 个疗程以加强疗效。

（四）健康小贴士

1. 起居

（1）注意小儿口腔卫生，多喝温开水，补充体内水分。

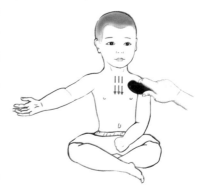

图 5 – 8 – 9　刮胸部正中

（2）禁食辛辣刺激性食物。

（3）注意休息，保持室内适宜的温度。注意保持空气流通，避免刺激气味对咽部的刺激。

（4）每日可用淡盐水深漱口，起到杀菌、消炎、退肿的作用。

2. 食疗

（1）杨桃鲜果

用法：直接食用，每日 5～6 个。

功效：清热利咽。

主治：扁桃体炎，咽喉疼痛明显的小儿。

出处：刘弼臣等．中医儿科治疗大成［M］．河北科学技术出版社，1998.

（2）石榴汁

组成：鲜石榴果 1～2 个。

用法：取其果肉捶碎，开水浸泡，冷却含漱，每日 5～6 次。

功效：清热消肿。

主治：扁桃体炎，扁桃体肿大明显的小儿。

出处：刘弼臣等．中医儿科治疗大成［M］．河北科学技术出版社，1998.

九、小儿咽炎

（一）概述

小儿咽炎是指因咽部黏膜、黏膜下组织、淋巴组织病变引起的急性炎症。通常在机体免疫力下降时，病原菌乘虚而入引发本病。临床表现为咽部干燥、灼热、疼痛、唾液分泌增多等各种异物感和不适感，咽部检查可见慢性充血。本病为全身疾病的局部表现或急性传染病的前驱症状，易于发病，常会引发鼻炎、中耳炎等邻近器官疾病，一旦发现应及早防治。

小儿咽炎是咽部的非特异性炎症，西医学认为本病常由细菌、病毒感染引起。中医学主要将病因归纳为外感寒邪，寒化为热；邪热壅盛，上攻咽喉；热盛生痰，痰热为患；热病后期，余邪未尽。病位在咽喉，但其病理形成与肺、肝、胃、肾有密切关系。治疗宜利咽消肿为主。刮痧疗法对于实热引起的小儿咽炎有较好疗效。

（二）临床表现

1. 声音嘶哑，咽喉肿痛、异物感，咳嗽痰多。

2. 常继发于鼻炎、中耳炎或急性扁桃体炎之后。

（三）治疗

基本方：刮肺经、刮天突、刮天河水、刮肩井、刮颈项部。

加减方：发热咽干，加刮肺俞；喉间有痰，加刮丰隆。

1. 刮穴位

（1）刮天突穴：小儿仰卧位，刮痧板蘸取少许介质，用刮板在胸骨上窝中央处由上到下轻刮 10 ~ 30 次，以皮肤出现潮红为度。体型偏瘦的小儿可采用挤捏天突穴的方法（图 5 – 9 – 1）。

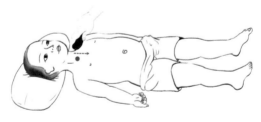

图 5 – 9 – 1　刮天突穴

（2）刮肩井穴：小儿俯卧位或坐位，刮痧板蘸取少许介质，用刮板在大椎穴和肩峰连线中点处轻刮 10 ~ 30 次，以皮肤潮红或出现红色血斑为度（图 5 – 9 – 2）。

（3）刮肺俞穴：小儿俯卧位或坐位，暴露背部皮肤，并涂以介质，用刮板在第三胸椎棘突下旁开 1.5 寸处刮拭 10 ~

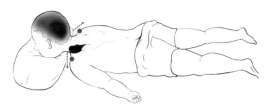

图 5 - 9 - 2 刮肩井穴

30 次,以皮肤潮红或出现红色血斑为度(图 5 - 9 - 3)。

(4)刮丰隆穴:小儿仰卧位,刮痧板蘸取少许介质,在小腿外侧,当外膝眼与外踝尖连线的中点处刮拭 10～30 次,以皮肤出现潮红为度(图 5 - 9 - 4)。

2. 刮经络

(1)刮肺经:小儿自由体位,刮痧板蘸取少许介质,用刮板沿肺经从无名指指根轻刮到指尖,以皮肤出现潮红为度(图 5 - 9 - 5)。

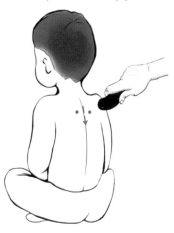

图 5 - 9 - 3 刮肺俞穴

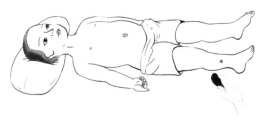

图 5 - 9 - 4 刮丰隆穴

(2)刮天河水:小儿自由体位,刮痧板蘸取少许介质,在前臂正中，自掌面腕横纹正中刮至肘横纹，以皮肤出现潮红为度（图 5 - 9 - 6）。

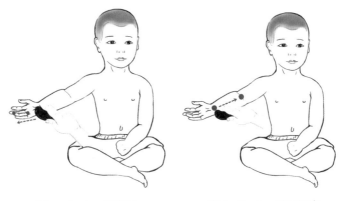

图 5 - 9 - 5　刮肺经　　　　　图 5 - 9 - 6　刮天河水

3. 刮部位

刮颈部：小儿仰卧位，在颈项部涂以介质，用刮板从廉泉穴缓慢向下刮颈部咽喉投影区，以皮肤发红为度。颈部皮肤较敏感，也可采用揪痧法代替（图 5 - 9 - 7）。

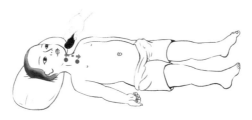

图 5 - 9 - 7　刮颈部

此法宜 5~7 天 1 次，4 次为 1 个疗程，急性发作时无需按疗程治疗，慢性发作时，宜连续用 1~2 个疗程以加强疗效。

（四）健康小贴士

1. 起居

（1）多喝白开水，及时补充水分可帮助缓解咽部的不适。

（2）饮食清淡，少吃甜食。

（3）保持口腔清洁，养成漱口的好习惯。

（4）可食用梨、萝卜等润肺利咽的水果和干果。

2. 食疗

（1）白莲藕汁

组成：白莲藕1000g。

用法：洗净刮皮，剁碎挤汁，每日饮用。

功效：清热润肺。

主治：咽炎，伴有咳嗽有痰的小儿。

出处：刘弼臣等．中医儿科治疗大成［M］．河北科学技术出版社，1998.

（2）无花果粥

组成：无花果60g，无花果根60g，适量冰糖。

用法：入锅浓煎，每日1剂，连服3～7日。

功效：利咽消肿。

主治：咽炎，咽喉肿痛明显的小儿。

出处：刘弼臣等．中医儿科治疗大成［M］．河北科学技术出版社，1998.

十、小儿惊风

（一）概述

小儿惊风，又称为小儿惊厥，以肌肉抽搐、神志不清为主要特征，是儿科常见的一种中枢神经系统异常的病症，也是危急重症。依据发病缓急和证候虚实分为急惊风和慢惊风。凡起病急暴者多为急惊风，病久体虚者多为慢惊风。本病任何季节均可发生，夏日及小儿高热时多发，常见于 5 岁以下小儿，且年龄越小，发病率越高。一旦发病，病情凶险，变化迅速，可危及生命。

中医学认为惊风的病因极为复杂，分为急惊风和慢惊风两类。急惊风的病因为外感时邪、痰热积滞、暴受惊恐，病位主要在心、肝；慢惊风的病因为脾虚肝亢、脾肾阳虚、阴虚风动，病位主要在肝、脾、肾。小儿惊风治疗应急则治其标，缓则治其本。急惊风应以清热、豁痰、镇惊、息风为基本治则，重在治标；慢惊风应以健脾、温阳、柔肝、息风为基本治则，重在治本。刮痧疗法对于惊风病情稳定后有一定的治疗作用。

（二）临床表现

1. 全身或局部肌肉抽搐、神志不清等。

2. 急惊风伴有面红气急、躁动不安等。

3. 慢惊风伴有精神不振、四肢抽搐无力等。

（三）治疗

基本方：刮肝经、刮印堂、刮合谷、刮太冲、刮二人上马、刮脊柱。

加减方：急惊风，加刮水沟、天河水；慢惊风，加刮脾经、小天心。

1. 刮穴位

（1）刮印堂穴：小儿仰卧位或坐位，刮痧板蘸取少许介质，在两眉头连线的中点处刮拭 10～30 次，以皮肤出现潮红为度（图 5 – 10 – 1）。

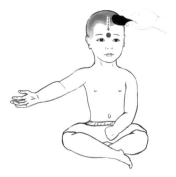

图 5 – 10 – 1　刮印堂穴

（2）刮合谷穴：小儿自由体位，刮痧板蘸取少许介质，在掌背第2掌骨桡侧中点处刮拭10~30次，以皮肤出现潮红为度（图5-10-2）。

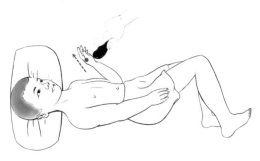

图5-10-2　刮合谷穴

（3）刮太冲穴：小儿仰卧位，刮痧板蘸取少许介质，在足背第1、2脚趾趾骨结合部之前的凹陷处刮拭，以10~30次为宜（图5-10-3）。

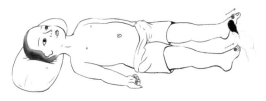

图5-10-3　刮太冲穴

（4）刮二人上马穴：小儿自由体位，刮痧板蘸取少许介质，以平刮法在掌背小指、无名指两掌骨中间处刮拭，以10~30次为宜（图5-10-4）。

（5）刮水沟穴：小儿仰卧位或坐位，刮痧板蘸取少许介质，用刮板以平刮法在人中沟上三分之一处刮动，以皮肤出现潮红为度（图5-10-5）。

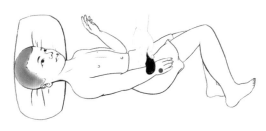

图 5 - 10 - 4　刮二人上马穴

（6）刮小天心穴：小儿自由体位，刮痧板蘸取少许介质，在手掌面大小鱼际交汇处刮拭，以 30 ~ 50 次为宜（图 5 - 10 - 6）。

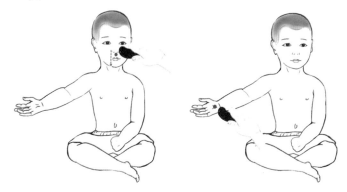

图 5 - 10 - 5　刮水沟穴　　　　图 5 - 10 - 6　刮小天心穴

2. 刮经络

（1）刮肝经：小儿自由体位，刮痧板蘸取少许介质，一手固定小儿前臂，一手用刮痧板由食指指根刮向指尖，按此方向反复多次刮痧，以皮肤出现潮红为度（图 5 - 10 - 7）。

（2）刮天河水：小儿自由体位，刮痧板蘸取少许介质，在前臂内侧，自掌面腕横纹正中刮至天河（曲池穴和尺泽穴位置），以皮肤出现潮红为度（图 5 - 10 - 8）。

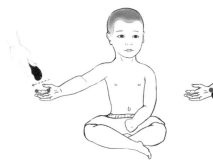

图 5 – 10 – 7　刮肝经　　　　图 5 – 10 – 8　刮天河水

（3）刮脾经：小儿自由体位，刮痧板蘸取少许介质，一手固定小儿前臂，一手持刮板循小儿拇指桡侧刮向掌根，按此方向反复多次刮痧，以皮肤出现潮红为度（图 5 – 10 – 9）。

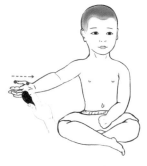

图 5 – 10 – 9　刮脾经

3. 刮部位

刮脊柱：小儿俯卧位，在背部脊柱区涂以介质，用刮板从大椎缓慢向下刮至龟尾穴，以皮肤潮红或出现血斑为度。6 个月内宝宝可用捏脊代替（图 5 – 10 – 10）。

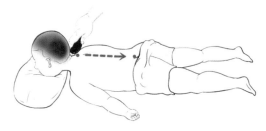

图 5 – 10 – 10　刮脊柱

此法作为惊风病情稳定后保健使用，可增强体质。宜7天1次，4次为1个疗程，连续应用2~3个疗程。

（四）健康小贴士

1. 起居

（1）防止时邪感染，加强体育锻炼，增强体质。

（2）注意饮食卫生，禁食油腻厚味，以素食流汁为主。

（3）避免扑跌惊骇。

（4）积极治疗原发病，控制病情，注意防止急惊风反复发作。

2. 食疗

（1）西瓜汁

组成：西瓜果肉。

用法：榨汁饮用。

功效：清热祛暑。

主治：夏季的惊风小儿。

出处：刘弼臣. 中医儿科治疗大成［M］. 石家庄：河北科学技术出版社，1998.

（2）白萝卜汁

组成：白萝卜适量。

用法：煮水饮用。

功效：清热化痰。

主治：痰多的惊风小儿。

出处：刘弼臣. 中医儿科治疗大成［M］. 河北科学技术出版社，1998.

十一、小儿口疮

(一) 概述

小儿口疮是指小儿口腔黏膜上出现淡黄色或灰白色小溃疡，伴有局部灼热疼痛的一种疾病。其中，口腔内黏膜如颊黏膜、上腭、齿龈、唇舌等部位出现的溃疡均属口疮范畴。口疮为小儿常见的口腔疾病，以 2~4 岁小儿多见，无明显季节性，一年四季均可发病。患有此病的小儿多因疼痛而哭闹，甚至无法进食，家长可以通过刮痧疗法对此病进行治疗，以减轻小儿痛苦。

小儿体质本虚，合理喂养与调护是保证小儿健康的关键，若饮食过于辛辣，又为风热之邪所扰，则易致心脾积热而发为口疮；若小儿素体阴虚，也易致虚火上炎，发为口疮。故其病因可分为素体正虚、饮食所伤、外邪侵袭三个方面，病变脏腑在心、脾、胃、肾。刮痧疗法在治疗虚火及实火方面有着显著的优势，故针对小儿口疮疾病可选用刮痧疗法进行治疗。

(二) 临床表现

1. 口腔黏膜出现溃疡，伴有局部灼热疼痛。

2. 哭闹、食欲减退等。

(三) 治疗

基本方：刮脾经、刮心经、刮六腑、刮天河水。

加减方：口臭便秘，加刮大肠经、腰骶部；身体消瘦，加刮肾俞。

1. 刮穴位

刮肾俞穴：小儿俯卧位，用刮痧板蘸取少许介质，在第 2 腰椎棘突下，后正中线旁开 1.5 寸的肾俞穴处刮拭，力度柔和，以皮肤出现潮红为度 (图 5-11-1)。

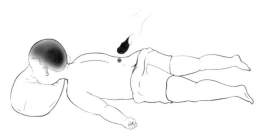

图 5 – 11 – 1 刮肾俞穴

2. 刮经络

（1）刮脾经：小儿自由体位，用刮痧板蘸取少许介质，由小儿掌根刮向拇指桡侧，30～50 次为宜（图 5 – 11 – 2）。

（2）刮心经：小儿自由体位，用刮痧板蘸取少许介质，由小儿中指指尖刮向指根，30～50 次为宜（图 5 – 11 – 3）。

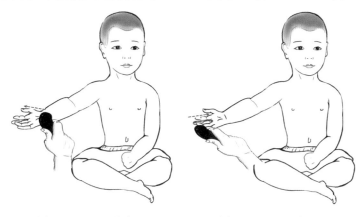

图 5 – 11 – 2 刮脾经   图 5 – 11 – 3 刮心经

（3）刮六腑：小儿自由体位，用刮痧板蘸取少许介质，在小儿前臂尺侧缘，由肘端（少海穴）沿直线刮至阴池（神门穴），30～50 次为宜（图 5 – 11 – 4）。

（4）刮天河水：小儿自由体位，用刮痧板蘸取少许介质，在小儿前臂内侧，由掌心正中刮至肘横纹中点，20～30 次为宜（图 5 – 11 – 5）。

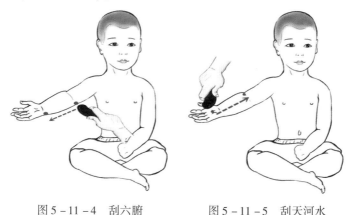

图 5 – 11 – 4　刮六腑　　　　图 5 – 11 – 5　刮天河水

（5）刮大肠经：小儿自由体位，用刮痧板蘸取少许介质，由小儿虎口刮向食指尖端，20～30 次为宜（图 5 – 11 – 6）。

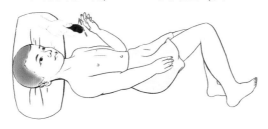

图 5 – 11 – 6　刮大肠经

3. 刮部位

刮腰骶部：小儿俯卧位，用刮痧板蘸取少许介质，以腰部正中线为界，分别向左右两侧刮拭，力度柔和，以皮肤出现潮红为度（图 5 – 11 – 7）。

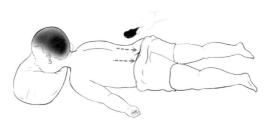

图 5 - 11 - 7　刮腰骶部

此法宜 2 ~ 3 天 1 次，4 次为 1 个疗程，宜连续应用 2 ~ 3 个疗程。若口疮是因其他严重疾病所致，而难以痊愈者，应及时就医。

（四）健康小贴士

1. 起居

（1）饮食规律，多吃新鲜果蔬，避免滋腻碍胃。

（2）注意外感疾病，呼吸新鲜空气，锻炼身体，增强脾运。

（3）注意口腔清洁，晨起、睡前刷牙，饭后漱口，以防细菌滋生。

2. 食疗

（1）绿豆鸡蛋饮

组成：绿豆适量，鸡蛋 1 个。将鸡蛋打入碗中调匀，绿豆放入砂锅，冷水泡 10 ~ 20 分钟后煮沸，沸后 3 ~ 5 分钟将鸡蛋冲入。

用法：每日早晚各饮用一次。

功效：清心泻火，清热解毒。

主治：口疮伴有口臭、便秘的小儿。

出处：汪受传 . 中医儿科学 ［M］. 北京：人民卫生出版社，1998.

（2）麦门冬粥

组成：麦门冬10g，大枣2枚，粳米50g，冰糖适量。先用温水将麦门冬浸泡片刻，再将其他食材同入锅内，加水500mL，煮至麦门冬烂熟，米花粥稠即可。

用法：每日2次，3~5日为1个疗程。

功效：滋阴降火。

主治：口疮反复发作，伴有五心烦热的小儿。

出处：汪受传. 中医儿科学［M］. 北京：人民卫生出版社，1998.

十二、小儿腹泻

（一）概述

小儿腹泻是以大便次数增多，粪质稀薄，甚则如水样的一种病症。多见于6个月至2岁的婴幼儿，一年四季均可发病，尤以夏秋季节多见，为小儿常见疾病之一。小儿腹泻可由多种原因引起，若病程日久，迁延不愈，以至伤津耗液，有损小儿根本，可导致多种疾病的发生，影响小儿的生长发育，应予以充分重视。

小儿脏腑娇嫩，形气未充，自身抵抗力不足，易受外邪侵扰而致病。其病因主要在于体质虚弱，感受外邪；脾胃不足，内伤乳食。其病位主在脾胃，因脾胃虚弱，在外易受风寒、暑湿、湿热等邪气侵袭，在内易因饮食不当而致病，故小儿调护应在增强体质的同时，做好防护工作。应用刮痧疗法可有效增强小儿体质，提高抗病能力。

（二）临床表现

1. 大便次数较平时明显增多，粪质稀薄。

2. 恶心、呕吐、腹痛、发热、食欲减退等。

（三）治疗

基本方：刮脾经、刮大肠经、刮龟尾、刮上七节骨。

加减方：食积化热，加刮板门、曲池；消化不良，加刮脾俞；泻下无度，加刮肾俞、腰骶部。

1. 刮穴位

（1）刮龟尾：小儿俯卧位，用刮痧板蘸取少许介质，在小儿尾椎骨处刮拭，力度柔和，以皮肤出现潮红为度（图5-12-1）。

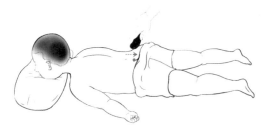

图5-12-1　刮龟尾

（2）刮板门：小儿自由体位，用刮痧板蘸取少许介质，在小儿大鱼际部，由掌根刮向拇指指根20~30次（图5-12-2）。

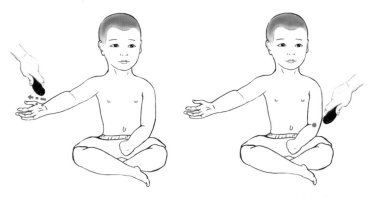

图5-12-2　刮板门　　　　图5-12-3　刮曲池穴

（3）刮曲池穴：小儿自由体位，用刮痧板蘸取少许介质，在屈肘后，肘横纹外侧端与肱骨外上髁连线中点的曲池穴处刮拭 30~50 次（图 5-12-3）。

（4）刮脾俞穴：小儿俯卧位，用刮痧板蘸取少许介质，在第 11 胸椎棘突下，后正中线旁开 1.5 寸的脾俞穴处刮拭，力度柔和，以皮肤出现潮红为度（图 5-12-4）。

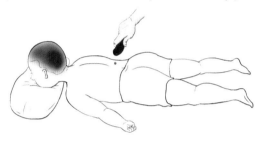

图 5-12-4　刮脾俞穴

（5）刮肾俞穴：小儿俯卧位，用刮痧板蘸取少许介质，在第 2 腰椎棘突下，后正中线旁开 1.5 寸的肾俞穴处刮拭，力度柔和，以皮肤出现潮红为度（图 5-12-5）。

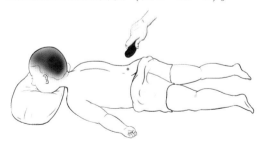

图 5-12-5　刮肾俞穴

2. 刮经络

（1）刮脾经：小儿自由体位，用刮痧板蘸取少许介质，由小儿拇指桡侧刮向掌根，30~50次为宜（图5-12-6）。

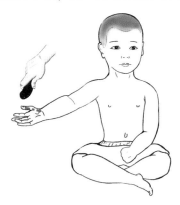

图5-12-6　刮脾经

（2）刮大肠经：小儿自由体位，用刮痧板蘸取少许介质，由小儿食指尖端刮向虎口，30~50次为宜（图5-12-7）。

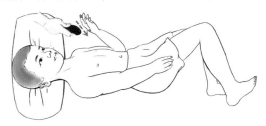

图5-12-7　刮大肠经

（3）刮上七节骨：小儿俯卧位，用刮痧板蘸取少许介质，由尾椎骨刮至命门，力度柔和，以皮肤潮红为度（图5-12-8）。

3. 刮部位

刮腰骶部：小儿俯卧位，用刮痧板蘸取少许介质，以腰部正中线为界，分别向左右两侧刮拭，力度柔和，以皮肤出现潮红为度（图5-12-9）。

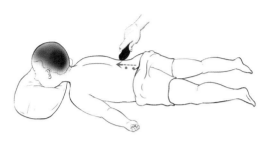

图 5 – 12 – 8　刮上七节骨

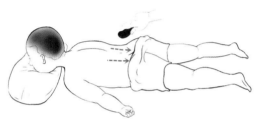

图 5 – 12 – 9　刮腰骶部

此刮痧疗法宜 2 ~ 3 天 1 次，4 次为 1 个疗程。急性病者见效较快，刮至痊愈即可；慢性病者以保健为主，逐渐增强体质，宜连续应用 2 ~ 3 个疗程。若小儿泻下无度，脱水严重，应及时就医。

（四）健康小贴士

1. 起居

（1）夏秋季节注意饮食，不可食用冰镇西瓜、凉水、冰可乐、雪糕等寒凉之物。

（2）冬天应注意保暖，避免腹部、腰部、足部暴露于外。

（3）腹泻严重者应暂时禁食，好转后方可逐渐恢复饮食。

（4）腹泻至脱水者应及时就医，进行输液治疗。

2. 食疗

（1）姜茶汤

组成：生姜 6g，茶叶 3g，食盐 1.5g。

用法：煎汤频服。

功效：固脱。

主治：泄泻腹胀，轻度脱水的小儿。

出处：江育仁，朱锦善．现代中医儿科学［M］．上海：上海中医药大学出版社，2005.

（2）焦山楂

组成：焦山楂、鸡内金等份。

用法：研为细末，每服 1~2g，每日 3 次。

功效：健脾消食。

主治：消化不良，泻下伴有食物残渣的小儿。

出处：江育仁，朱锦善．现代中医儿科学［M］．上海：上海中医药大学出版社，2005.

十三、小儿厌食

（一）概述

厌食是指小儿以较长时间的食欲不振、不喜进食，甚至厌恶进食为主要症状的疾病。厌食是儿科常见疾病之一，各年龄阶段小儿皆可发病，且无明显季节性，严重影响着小儿的生长发育。小儿厌食若长期不愈，不仅有损身体健康，而且易致体质虚弱、身体瘦削，导致疳证的发生。

中医学认为，小儿脏腑娇嫩，脾胃不足，多种原因皆可影响脾胃正常运转，导致厌食的发生。小儿厌食的病因与先天不足，后天失养；久病伤脾，肝郁克脾等有关。小儿先天脾胃虚弱，无力运化水谷，加之后天喂养不当更伤脾胃，皆可导致脾胃失于运化而厌食；小儿疾病如腹泻、疳证、情志失调等都可导致厌食的发生。故其预防及治疗应从病因病机入手，采用行之有效的中医刮痧疗法，应用中医基础理论，辨证选取治疗方案，对厌食小儿进行合理的治疗。

（二）临床表现

1. 厌恶进食或食量明显减少。

2. 精神尚好，但面色无华、形体偏瘦等。

（三）治疗

基本方：刮脾经、刮板门、刮中脘、刮脊柱。

加减方：脾胃虚弱，加刮脾俞、足三里；食积化热，加刮大肠经。

1. 刮穴位

（1）刮板门：小儿自由体位，用刮痧板蘸取少许介质，在小儿大鱼际部，由掌根刮向拇指指根，30～50 次为宜（图5－13－1）

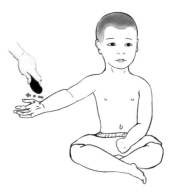

图5－13－1　刮板门

（2）刮中脘穴：小儿仰卧位，用刮痧板蘸取少许介质，在剑突与脐连线的中点处刮拭 20～30 次（图5－13－2）。

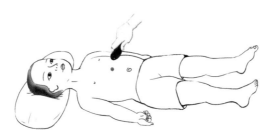

图 5 - 13 - 2　刮中脘穴

（3）刮脾俞穴：小儿俯卧位，用刮痧板蘸取少许介质，在第 11 胸椎棘突下，后正中线旁开 1.5 寸的脾俞穴处刮拭，力度柔和，以皮肤出现潮红为度（图 5 - 13 - 3）。

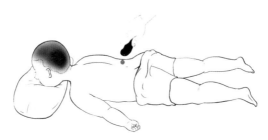

图 5 - 13 - 3　脾俞穴

（4）刮足三里穴：小儿自由体位，用刮痧板蘸取少许介质，在小腿外侧，犊鼻下三寸，距胫骨前嵴一横指的足三里穴处，刮拭 30 ~ 50 次（图 5 - 13 - 4）。

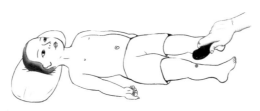

图 5 - 13 - 4　刮足三里穴

2. 刮经络

（1）刮脾经：小儿自由体位，用刮痧板蘸取少许介质，由小儿拇指桡侧刮向掌根，30～50次为宜（图5-13-5）。

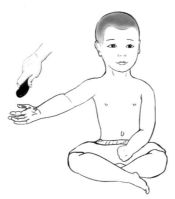

图5-13-5　刮脾经

（2）刮大肠经：小儿自由体位，用刮痧板蘸取少许介质，由小儿虎口刮向食指尖端，30～50次为宜（图5-13-6）。

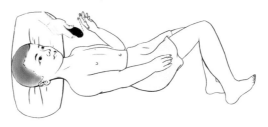

图5-13-6　刮大肠经

3. 刮部位

刮脊柱：小儿俯卧位，用刮痧板蘸取少许介质，由颈椎刮向腰骶部，力度柔和，以皮肤出现潮红为度（图5-13-7）。

此法宜3～5天1次，4次为1个疗程，宜连续用3～4个疗程。若作日常调护及保健应用，可5～7天1次，3个疗程

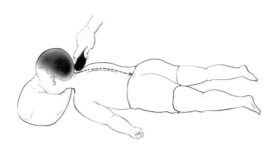

图 5 – 13 – 7　刮脊柱

即可。

（四）健康小贴士

1. 起居

（1）纠正小儿不良饮食习惯，避免食用零食及肥甘生冷之品，养成按时吃饭的好习惯，注意荤素搭配，均衡营养。

（2）对小儿进行正确的教育，不要施加过大的心理压力及负担，合理安抚患儿情绪，正确诱导，健康成长。

（3）若小儿厌食程度较重应及时就医，切勿盲目进补。

2. 食疗

食疗方药

组成：炒鸡内金 30g，炒白术 60g，研细末过筛。红糖、炒芝麻粉各 30g，精面粉 500g，加水适量和匀。制成 20 个小饼，上锅微火烙至焦黄松脆即成。

用法：每次 1 个，5 岁以下 1 日 2 次，5 岁以上 1 日 3 次，饭前食用。

功效：健脾益胃，消食化积。

主治：脾胃虚弱，消化不良之厌食。

出处：汪受传. 中医儿科学［M］. 北京：人民卫生出版社，1998。

十四、小儿腹胀

（一）概述

腹胀是以小儿腹部胀大或胀满不适为主症的儿科疾病，可伴有厌食、呕吐及哭闹等症状表现，各个年龄段均可发病，为小儿常见疾病之一。若各种原因导致小儿胃肠功能失调，可影响小儿正常饮食的摄入，从而影响身体的健康发育，故家长应做好预防工作，若出现腹胀症状应及早就医。

小儿体质虚弱，多种致病因素均可使小儿脾胃功能受损，导致腹胀的发生。中医学认为引起腹胀的病因主要为失于调护，感受风寒；脾胃虚弱，饮食失节。其病位多在脾胃，因脾胃受损，运化失常，以致所摄食物不能正常吸收与排泄，而郁滞于腹部，故可出现腹部胀气、胀痛及胀满不适等症状。刮痧疗法可有效增强小儿体质，提高抗病能力，对小儿腹胀的预防及治疗均有良好的效果。

（二）临床表现

1. 腹部胀大如鼓或胀满不适。

2. 厌食、呕吐、哭闹等。

（三）治疗

基本方：刮脾经、刮大肠经、刮腹阴阳。

加减方：咳嗽痰多，加刮丰隆；食积内停，加刮板门；脾胃虚弱，加刮中脘；消化不良，加刮脊柱。

1. 刮穴位

（1）刮丰隆穴：小儿自由体位，用刮痧板蘸取少许介质，在位于外踝尖上八寸，距胫骨前缘两横指的丰隆穴处刮拭30～50次（图5-14-1）。

（2）刮板门：小儿自由体位，用刮痧板蘸取少许介质，在

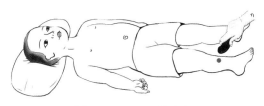

图 5 - 14 - 1　刮丰隆穴

小儿大鱼际部，由掌根刮向拇指指根 30 ~ 50 次（图 5 - 14 - 2）。

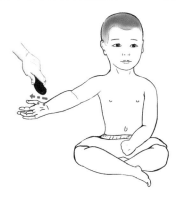

图 5 - 14 - 2　刮板门

（3）刮中脘穴：小儿仰卧位，用刮痧板蘸取少许介质，在剑突与脐连线的中点处刮拭 20 ~ 30 次（图 5 - 14 - 3）。

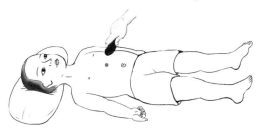

图 5 - 14 - 3　刮中脘穴

2. 刮经络

（1）刮脾经：小儿自由体位，用刮痧板蘸取少许介质，由小儿拇指桡侧刮向掌根，30～50次为宜（图5－14－4）。

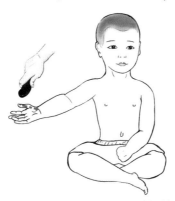

图5－14－4　刮脾经

（2）刮大肠经：小儿自由体位，用刮痧板蘸取少许介质，由小儿食指尖端刮向虎口，20～30次为宜（图5－14－5）。

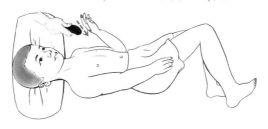

图5－14－5　刮大肠经

3. 刮部位

（1）刮腹阴阳：小儿自由体位，刮痧板蘸取少许介质，沿肋弓边缘刮向腹侧，力度柔和，适度即可，此手法不要求皮肤发红（图5－14－6）。

（2）刮脊柱：小儿俯卧位，刮痧板蘸取少许介质，由颈

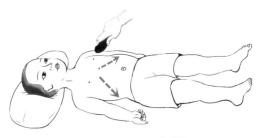

图 5 - 14 - 6　刮腹阴阳

椎刮向腰骶部，力度柔和，以皮肤出现潮红为度（图 5 - 14 - 7）。

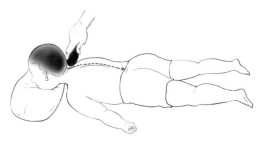

图 5 - 14 - 7　刮脊柱

此刮痧疗法宜 3 ~ 5 天 1 次，4 次为 1 个疗程，可健运脾胃，增强体质，宜连续应用 2 ~ 3 个疗程。

（四）健康小贴士

1. 起居

（1）外出活动应注意天气变化，及时增减衣物，注意腹部保暖，切勿受凉。

（2）小儿饮食要营养均衡，勿食生冷油腻，更不宜暴饮暴食。

（3）注意小儿情绪变化，合理安抚，切勿在饭桌上教育孩子。

2. 食疗

参苓山药粥

组成：太子参、茯苓、山药、大枣各 15g，粳米 50g。

用法：煮粥服。

功效：健脾补气。

主治：脾胃虚弱，中气不足，伴有神疲乏力之症的腹胀。

出处：汪受传. 中医儿科学 ［M］. 北京：人民卫生出版社，1998.

十五、小儿便秘

(一) 概述

便秘是指大便秘结不通，排便的时间延长，或虽有便意，但排便不畅，或排便的周期延长，大便艰涩难以排出，是临床常见的一种复杂症状，而不是具体的一种疾病。便秘分为功能性便秘和器质性便秘，是儿科常见疾病之一。2006 年小儿功能性胃肠疾病罗马标准Ⅲ指出，小儿功能性便秘占儿科消化门诊量的 25%。可发生在任何年龄段。本节的治疗方法主要针对功能性便秘。

西医学认为小儿便秘与肠道菌群失调、肠道功能异常，以及遗传和精神因素有关。中医学主要将其病因归为邪滞大肠，腑气不通；肠失濡润，或气虚传导无力，导致便秘的发生。病位在大肠，与肺、脾、胃、肝、肾等脏腑相关。治疗以通下为原则。刮痧疗法对于各型为功能性便秘有较好疗效。

(二) 临床表现

1. 大便干结，质硬。

2. 排出困难，排便时间延长，排便次数减少。

3. 便秘严重者可有腹胀、烦躁、四肢不温、神疲气短、入睡后汗出，甚至发生脱肛和肛裂。

（三）治疗

基础方：刮腹部、刮七节骨、刮膀胱经。

加减方：大便臭秽，心烦不安，加刮六腑；四肢不温，加刮三关；神疲气短，加刮足三里；入睡后汗出，手足心热、有汗等，加刮太溪和涌泉。

1．刮穴位

（1）刮足三里穴：小儿仰卧位或坐位，刮痧板蘸取少许介质，在外膝眼下四横指、距胫骨前缘一横指处的足三里穴刮20~50次（图5-15-1）。

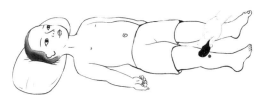

图5-15-1　刮足三里穴

（2）刮太溪穴：小儿仰卧位或坐位，刮痧板蘸取少许介质，在内踝高点与跟腱后缘连线的中点凹陷处（太溪穴）刮20~50次（图5-15-2）。

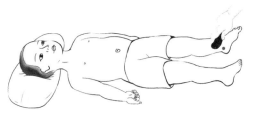

图5-15-2　刮太溪穴

（3）刮涌泉穴：小儿俯卧位或坐位，刮痧板蘸取少许介

质，在足趾跖屈时，约当足底前 1/3 凹陷处的涌泉穴刮 20 ~
50 次（图 5 - 15 - 3）。

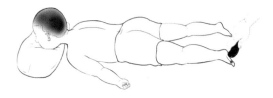

图 5 - 15 - 3　刮涌泉穴

2. 刮经络

（1）刮足太阳膀胱经：小儿俯卧位，刮痧板蘸取少许介
质，分别沿着两侧膀胱经从上到下轻刮，以皮肤潮红或起红色
血斑为度（图 5 - 15 - 4）。

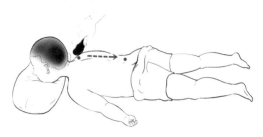

图 5 - 15 - 4　刮足太阳膀胱经

（2）刮六腑：小儿仰卧位或坐位，刮痧板蘸取少许介质，
在前臂尺侧缘，从肘端（少海穴）轻刮至阴池（神门穴），以
皮肤潮红为度（图 5 - 15 - 5）。

（3）刮七节骨：小儿俯卧位，刮痧板蘸取少许介质，从
第四腰椎刮至尾骨端，刮 20 ~ 50 次（图 5 - 15 - 6）。

（4）刮三关：小儿仰卧位或坐位，刮痧板蘸取少许介质，
在前臂桡侧缘，从腕横纹（阳池穴）轻刮至肘横纹（曲池

穴），以皮肤潮红为度（图 5 – 15 – 7）。

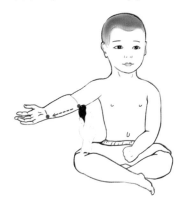

图 5 – 15 – 5　刮六腑

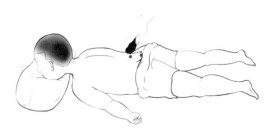

图 5 – 15 – 6　刮七节骨

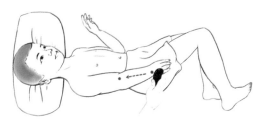

图 5 – 15 – 7　刮三关

3. 刮部位

刮腹部：小儿仰卧位，刮痧板蘸取少许介质，在足阳明胃经及任脉循行线上，从鸠尾刮至曲骨，再从承满刮至归来，20~50次为宜（注意空腹或饭后半小时内禁止刮痧）（图5－15－8）。

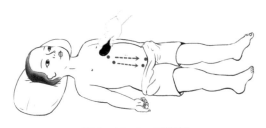

图 5 – 15 – 8　刮腹部

此法宜3~5天1次，4次为1个疗程，宜连续用2~3个疗程。

（四）健康小贴士

1. 起居

（1）注意气候变化，适当增减衣物，防止汗出当风和受凉，尤其背腹部和足底不可受凉。

（2）合理添加辅食，由少到多，由稀到稠。多食用粗纤维食物以及水果、蔬菜、种子类。少食用精细、油炸、辛辣食物。

（3）多饮水、多运动，培养定期排便的习惯。

2. 食疗

（1）三仁粥

组成：桃仁5g，松子仁5g，郁李仁3g，粳米适量。

用法：桃仁、松子仁、郁李仁水浸捣汁和粳米煮粥。

功效：润肠通便。

主治：反复便秘，伴有神疲气短的小儿。

出处：刘弼臣等．中医儿科治疗大成［M］．河北科学技术出版社，1998.

（2）番泻叶饮

组成：番泻叶 1~3g。

用法：水煎取 100mL，分 3 次服用，4 小时 1 次，便通即止。

功效：泻热通便。

主治：大便干结、臭秽，心烦不安等的小儿。

出处：刘弼臣等．中医儿科治疗大成［M］．河北科学技术出版社，1998.

十六、小儿遗尿

（一）概述

小儿遗尿是指 3 岁以上的小儿在睡眠中小便自遗，醒后方自觉，但无明显器质性病因的一种病症，又称为"尿床"。正常小儿 1 岁后白天基本能控制小便，3 岁左右夜间基本能控制排尿，若 3 岁以后夜间依旧不能自主控制排尿，熟睡时经常遗尿，则为病态。本病多见于 10 岁以下儿童，男孩要多于女孩。预后一般良好，若长期不愈，可使患儿精神压抑，影响身心健康，故小儿遗尿应及早治疗。

西医学认为本病与大脑皮层发育延迟、睡眠过深、心理因素、遗传因素等有关，中医学认为本病与肾、膀胱等脏腑功能失调有关，以至于先天肾气不足，下元虚冷；后天肺脾虚损，气虚下陷。治宜温补下元，固摄膀胱。刮痧疗法对于各型小儿遗尿均有一定的疗效。

（二）临床表现

1. 3 岁以上小儿睡时遗尿，醒后才发现，日间能控制排尿。

2. 可伴有小便清长、神疲乏力、手脚心热、性情急躁等症状。

3. 尿常规、腰骶部 X 线均未见异常。

（三）治疗

基本方：刮任脉、刮督脉、刮膀胱经、刮腰骶部。

加减方：小便清长，加刮命门；神疲乏力，加刮足三里；手脚心热，加刮太溪、三阴交；性情急躁，加刮太冲。

1. 刮穴位

（1）刮命门穴：小儿俯卧位，刮痧板蘸取少许介质，在第 2 腰椎棘突下凹陷处的命门穴刮 20～50 次（图 5 - 16 - 1）。

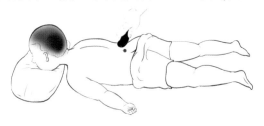

图 5 - 16 - 1　刮命门穴

（2）刮足三里穴：小儿仰卧位或坐位，刮痧板蘸取少许介质，在外膝眼下四横指、距胫骨前缘一横指处的足三里穴刮 20～50 次（图 5 - 16 - 2）。

（3）刮太溪穴：小儿仰卧位或坐位，刮痧板蘸取少许介质，在内踝高点与跟腱后缘连线的中点凹陷处的太溪穴刮 20～50 次（图 5 - 16 - 3）。

（4）刮三阴交穴：小儿仰卧位或坐位，刮痧板蘸取少许

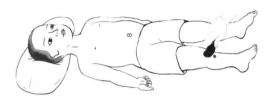

图 5 – 16 – 2　刮足三里穴

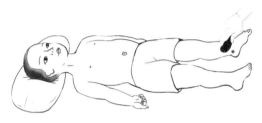

图 5 – 16 – 3　刮太溪穴

介质，在内踝尖上 3 寸，胫骨内侧面后缘处的三阴交穴刮20 ~
50 次（图 5 – 16 – 4）。

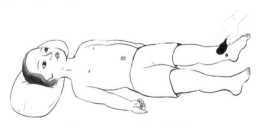

图 5 – 16 – 4　刮三阴交穴

（5）刮太冲穴：小儿仰卧位或坐位，刮痧板蘸取少许介
质，在足背第 1、2 跖骨结合部之前凹陷处的太冲穴刮 20 ~ 30
次（图 5 – 16 – 5）。

2. 刮经络

（1）刮督脉：小儿俯卧位，刮痧板蘸取少许介质，在背部

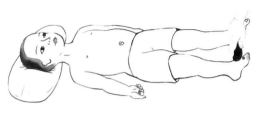

图 5 - 16 - 5　刮太冲穴

督脉线上从大椎穴刮至腰阳关，以皮肤潮红为度（图 5 - 16 - 6）。

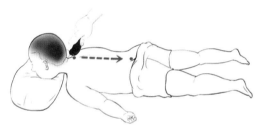

图 5 - 16 - 6　刮督脉

（2）刮足太阳膀胱经：小儿俯卧位，刮痧板蘸取少许介质，分别沿着两侧膀胱经从上到下轻刮，以皮肤潮红为度（图 5 - 16 - 7）。

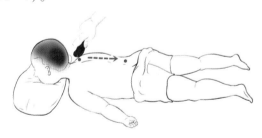

图 5 - 16 - 7　刮足太阳膀胱经

（3）刮任脉：小儿仰卧位，刮痧板蘸取少许介质，在任脉从上到下轻刮 20 ~ 30 次（图 5 - 16 - 8）。

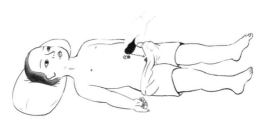

图 5 - 16 - 8　刮任脉

3. 刮部位

刮腰骶部：小儿俯卧位，刮痧板蘸取少许介质，在腰骶部从三焦俞刮至下髎，以皮肤潮红为度（图 5 - 16 - 9）。

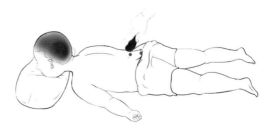

图 5 - 16 - 9　刮腰骶部

此法宜 3 ~ 5 天 1 次，4 次为 1 个疗程，宜连续用 2 ~ 3 个疗程。

（四）健康小贴士

1. 起居

（1）对于小儿要耐心教育引导，切忌打骂，消除其自卑和紧张情绪，建立可以战胜疾病的信心。

（2）在小儿容易遗尿的时间前，唤醒排尿。

（3）控制小儿睡前饮水量。

2. 食疗

（1）狗肉汤

组成：狗肉 250g，黑豆 100g。

用法：以水煎煮，肉汤顿服。

功效：温补肾阳。

主治：遗尿，伴有小便清长，或智力较同龄稍差等的小儿。

出处：刘弼臣等. 中医儿科治疗大成［M］. 河北科学技术出版社，1998.

（2）桑螵蛸散

组成：桑螵蛸若干，少许白糖。

用法：桑螵蛸炒焦研末，加少许白糖，温开水冲服。

功效：补肾助阳，固精缩尿。

主治：遗尿，伴有小便清长、肢凉怕冷、神疲乏力等的小儿。

出处：刘弼臣等. 中医儿科治疗大成［M］. 河北科学技术出版社，1998.

十七、小儿盗汗

（一）概述

小儿盗汗是以睡中出汗，醒时汗止为主要症状的疾病，是儿科的常见病之一，常伴有五心烦热、潮热、颧红、睡卧不宁等症状。多发生于 5 岁以内体质虚弱的小儿。长期盗汗则影响小儿的生长发育，家长应给予重视。

西医学认为小儿盗汗一方面与自主神经调节功能不健全，以及睡前饮食等生活习惯有关；另一方面与低钙、佝偻病及结核病等有关。中医学认为盗汗多数由体质虚弱所致，多见于阴虚，部分因食积导致。主要病因为禀赋不足，调护失宜。多与心、肺、脾、肝、肾密切相关，以至于阴阳失调，腠理不固，治疗宜扶正祛邪。刮痧疗法对盗汗有较好疗效。

（二）临床表现

1. 睡时汗出，醒后汗止，常有五心烦热、潮热、颧红。

2. 可伴有烦躁、睡卧不安、食积、不消化、神疲乏力等症状。

（三）治疗

基本方：刮督脉、刮膀胱经、刮六腑、刮三阴交、复溜。

加减方：烦躁，睡卧不安，加刮足底；食积不消化，加刮天枢、足三里；神疲乏力，加刮足三里。

1. 刮穴位

（1）刮三阴交穴：小儿仰卧位或坐位，刮痧板蘸取少许介质，在内踝尖上 3 寸，胫骨内侧面后缘处的三阴交穴刮20 ~ 50 次（图 5 - 17 - 1）。

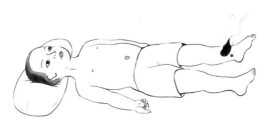

图 5 - 17 - 1　刮三阴交穴

（2）刮复溜穴：小儿仰卧位或坐位，刮痧板蘸取少许介质，在太溪穴上 2 寸，跟腱前缘处的复溜穴刮 20 ~ 50 次（图 5 - 17 - 2）。

（3）刮天枢穴：小儿仰卧位，刮痧板蘸取少许介质，在肚脐旁开 2 寸处的天枢穴刮 30 ~ 50 次（图 5 - 17 - 3）。

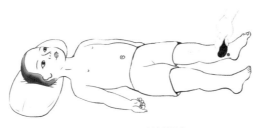

图 5 - 17 - 2　刮复溜穴

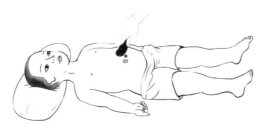

图 5 - 17 - 3　刮天枢穴

（4）刮足三里穴：小儿仰卧位或坐位，刮痧板蘸取少许介质，在外膝眼下四横指，距胫骨前缘一横指处的足三里穴刮20～50次（图 5 - 17 - 4）。

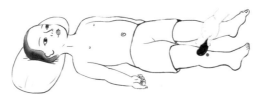

图 5 - 17 - 4　刮足三里穴

2. 刮经络

（1）刮督脉：小儿俯卧位，刮痧板蘸取少许介质，在背部督脉线上从大椎穴刮至腰阳关，以皮肤潮红为度（图 5 - 17 - 5）。

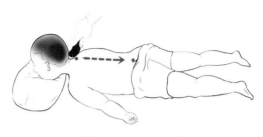

图 5 - 17 - 5　刮督脉

（2）刮足太阳膀胱经：小儿俯卧位，刮痧板蘸取少许介质，分别沿着两侧膀胱经从上到下轻刮，以皮肤潮红为度（图 5 - 17 - 6）。

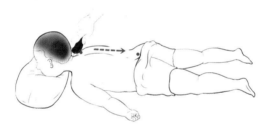

图 5 - 17 - 6　刮足太阳膀胱经

（3）刮六腑：小儿仰卧位或坐位，刮痧板蘸取少许介质，在前臂尺侧缘从肘端（少海穴）轻刮至阴池（神门穴），以皮肤潮红为度（图 5 - 17 - 7）。

3. 刮部位

刮足底：小儿仰卧位或坐位，刮痧板蘸取少许介质，在小儿足底部刮 20 ~ 50 次（图 5 - 17 - 8）。

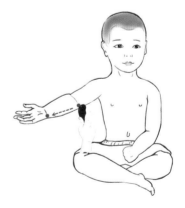

图 5 - 17 - 7　刮六腑

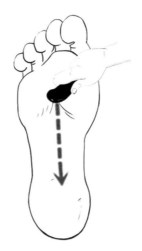

图 5 – 17 – 8　刮足底

此法宜 3~5 天 1 次，4 次为 1 个疗程，宜连续用 2~3 个疗程。

（四）健康小贴士

1. 起居

（1）根据室温，适当增减衣物、被褥，出汗后避免受风和受凉，可用毛巾擦干皮肤，勤换衣被。

（2）小儿饮食宜清淡，不宜过食辛辣油腻之物，可吃一些滋阴清热的食物，注意补充水分。

（3）进行适当的户外运动和体育锻炼，增强小儿体质。

2. 食疗

（1）浮小麦鱼汤

组成：浮小麦 100g，河鱼 1 条（约 250g）。

用法：先将浮小麦煮汤取汁，再将鱼及姜、葱、酒、盐等放入一起煮汤食用。

功效：益气固表止汗。

主治：盗汗，伴有神疲乏力、夜眠不安症状的小儿。

出处：刘弼臣等. 中医儿科治疗大成［M］. 河北科学技术出版社，1998.

（2）糯稻根鸡蛋汤

组成：糯稻根 100g，鸡蛋 2 个。

用法：先将糯稻根熬汤取汁，再将鸡蛋放入做成鸡蛋汤食用。

功效：益胃生津止汗，退虚热。

主治：盗汗，伴有烦躁易怒、睡卧不安症状的小儿。

出处：刘弼臣等. 中医儿科治疗大成［M］. 河北科学技术出版社，1998.

（3）五味子炖鸡

组成：五味子 10g，鸡 1 只。

用法：将五味子放入鸡腹中，再加入酒、姜、盐等调料一起炖煮。

功效：益气固表，补血止汗。

主治：盗汗，伴有烦躁易怒、睡卧不安等症状的小儿。

出处：刘弼臣等. 中医儿科治疗大成［M］. 河北科学技术出版社，1998.

十八、小儿脾虚

（一）概述

小儿脾虚指因小儿先天脾气虚损或者因长期饮食不规律、过食生冷食品、长期服用抗生素或是某些疾病（如慢性肺炎）后引起的一系列脾生理功能失常的病证。本病是儿科的常见病之一，主要表现为形体消瘦，大便失调（泄泻或大便不爽），食欲不振，面色无华或萎黄，睡时露睛，脘腹不适，自汗、多汗，肢倦乏力，口流清涎，脉弱无力，舌质淡胖，或有齿痕，舌苔腻等。长期脾虚会影响小儿的生长发育，因此小儿如有脾虚应及早防治。

西医学认为小儿脾虚属于小儿亚健康状态，与蛋白质－能量营养不良有着很重要的关系，由于各种原因引起蛋白质和（或）热能摄入不足或消耗增多引起的营养缺乏病与体质、环境等多因素相关。中医学主要将病因归为先天不足、饮食不当、调护失养、外邪侵袭、服用药物等。病位多在脾胃，治疗宜健脾，以固后天之本。刮痧疗法对于小儿脾虚有较好疗效。

（二）临床表现

1. 形体消瘦、大便失调、食欲不振、面色无华或萎黄等。

2. 可伴有疲倦乏力、畏寒、大便清稀或完谷不化、脾气急躁等症状。

（三）治疗

基本方：刮督脉、刮膀胱经、刮腹部。

加减方：疲倦乏力，加刮足三里；畏寒，大便清稀或完谷不化，加刮三关；脾气急躁，加刮太冲。

1. 刮穴位

（1）刮足三里穴：小儿仰卧位或坐位，刮痧板蘸取少许介质，在外膝眼下 3 寸，距胫骨前缘一横指处的足三里穴刮 20～50 次（图 5－18－1）。

（2）刮太冲穴：小儿仰卧位或坐位，刮痧板蘸取少许介质，在足背第 1、2 跖骨结合部之前凹陷处的太冲穴刮 20～30 次（图 5－18－2）。

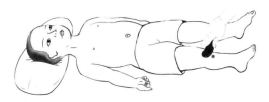

图 5 – 18 – 1 刮足三里穴

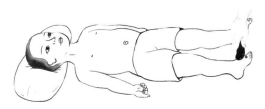

图 5 – 18 – 2 刮太冲穴

2. 刮经络

（1）刮督脉：小儿俯卧位，刮痧板蘸取少许介质，在背部督脉线上从大椎穴刮至腰阳关，以皮肤潮红为度（图 5 – 18 – 3）。

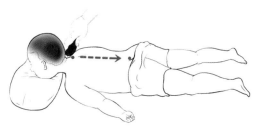

图 5 – 18 – 3 刮督脉

（2）刮足太阳膀胱经：小儿俯卧位，刮痧板蘸取少许介质，分别沿着两侧膀胱经从上到下轻刮，以皮肤潮红为度（图 5 – 18 – 4）。

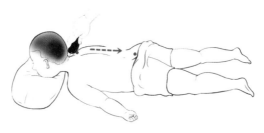

图 5 – 18 – 4　刮足太阳膀胱经

（3）刮三关：小儿仰卧位或坐位，刮痧板蘸取少许介质，在前臂桡侧缘从腕横纹（阳池穴）轻刮至肘横纹（曲池穴），以皮肤潮红为度（图 5 – 18 – 5）。

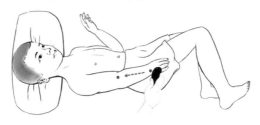

图 5 – 18 – 5　刮三关

3. 刮部位

刮腹部：小儿仰卧位，刮痧板蘸取少许介质，在足阳明胃经及任脉循行线上，从鸠尾刮至曲骨，再从承满刮至归来，20 ~ 50 次（注意空腹或饭后半小时内禁止刮痧）（图 5 – 18 – 6）。

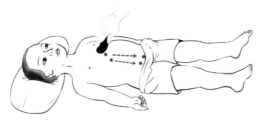

图 5 – 18 – 6　刮腹部

此法宜 3 ~ 5 天 1 次，4 次为 1 个疗程，此病为慢性发作性疾病，宜连续用 2 ~ 3 个疗程。

（四）健康小贴士

1. 起居

（1）注意气候变化，适当增减衣物，防止受凉。

（2）做到饮食有洁、有节、有规律。饮食宜清淡，不宜过食辛辣油腻和生冷之物。

（3）适量运动有助于脾胃运化，从而增强体质。

2. 食疗

山药粥

组成：山药 30g，粳米 30g。

用法：用水煮成粥。

功效：补中益气。

主治：脾虚，伴有神疲乏力等症状的小儿。

出处：刘弼臣等. 中医儿科治疗大成 ［M］. 河北科学技术出版社，1998.

十九、小儿夜啼

（一）概述

夜啼是指小儿入夜啼哭不安，时哭时止，或每夜定时啼哭，甚至通宵达旦，但昼能安静入睡的一种病症，民间常称患儿为"夜啼郎"。本病多见于新生儿及 6 个月内的婴儿。

新生儿及婴儿常以啼哭表达要求或痛苦，饥饿、惊恐、尿布潮湿、衣被过冷或过热等均可引起啼哭。此时若喂以乳食、安抚亲昵、更换潮湿尿布、调整衣被厚薄后，啼哭可很快停止，不属病态。除了以上生理性夜啼之外，中医学认为小儿病理性夜啼常因脾寒、心热、惊骇而发病，所以把温脾、清心和镇惊作为基本治疗原则。刮痧疗法对于小儿夜啼有较好疗效。

（二）临床表现

1. 白天不哭闹，入夜啼哭不安，时哭时止，或每夜定时啼哭，甚至通宵达旦。

2. 伴有哭声低微、大便稀溏，或哭声洪亮、大便干结，或有受惊吓史，或口臭腹胀等症状。

3. 夜啼时间可持续数日，也可持续数月。

4. 多见于6个月以内的婴幼儿。

（三）治疗

基本方：刮膀胱经、刮督脉、刮天河水、刮小天心。

加减方：哭声低微，大便稀溏者，加刮三关；哭声洪亮，大便干结者，加刮心俞和六腑穴；有受惊吓病史者，加刮身柱穴；口臭腹胀者，加刮腹部。

1. 刮穴位

（1）刮心俞穴：小儿坐位，刮痧板蘸取少许介质，在第五胸椎棘突下旁开1.5寸处刮拭，以皮肤潮红或起红色血斑为度（图5-19-1）。

（2）刮身柱穴：小儿俯卧位，刮痧板蘸取少许介质，在第三胸椎棘突下凹陷处刮拭，以皮肤潮红或者起红色血斑为度（图5-19-2）。

2. 刮经络

（1）刮督脉：小儿俯卧位，

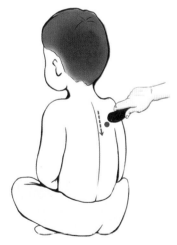

图5-19-1 刮心俞穴

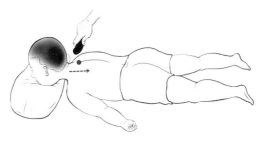

图 5 - 19 - 2　刮身柱穴

刮痧板蘸取少许介质，沿督脉从上往下轻刮，以皮肤潮红或起红色血斑为度（图 5 - 19 - 3）。

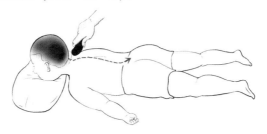

图 5 - 19 - 3　刮督脉

（2）刮足太阳膀胱经：小儿俯卧位，刮痧板蘸取少许介质，分别沿着两侧膀胱经从上往下轻刮，以皮肤潮红或起红色血斑为度（图 5 - 19 - 4）。

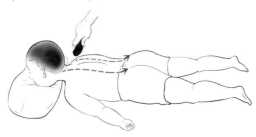

图 5 - 19 - 4　刮足太阳膀胱经

（3）刮小天心：小儿自由体位，刮痧板蘸取少许介质，自掌心正中刮至小天心（手掌之大、小鱼际的交接处凹陷中），以皮肤微微发红为度（图5-19-5）。

（4）刮三关：小儿自由体位，刮痧板蘸取少许介质，从前臂桡侧的腕横纹（阳池穴）刮至肘横纹处（曲池穴），以皮肤潮红为度（图5-19-6）。

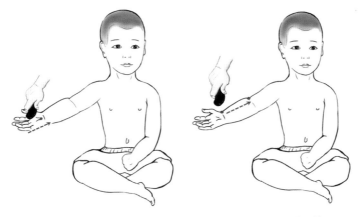

图5-19-5　刮小天心　　　　　图5-19-6　刮三关

（5）刮天河水：小儿自由体位，刮痧板蘸取少许介质，从前臂内侧正中的腕横纹刮至肘横纹，以皮肤潮红为度（图5-19-7）。

（6）刮六腑：小儿自由体位，刮痧板蘸取少许介质，自前臂尺侧的肘端（少海穴）沿直线刮至腕横纹（神门穴），以皮肤潮红为度（图5-19-8）。

3. 刮部位

刮腹部：小儿仰卧位，刮痧板蘸取少许介质，以肚脐为中心，用刮痧板按顺时针方向刮拭，以腹部皮肤潮红为度（图5-19-9）。

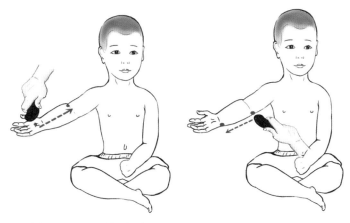

图 5 - 19 - 7　刮天河水　　　图 5 - 19 - 8　刮六腑

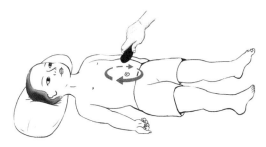

图 5 - 19 - 9　刮腹部

此刮痧疗法宜 5～7 天 1 次，一般 3～5 次可起效，急性病者见效较快，刮痧至痊愈即可；如果刮痧 10 次仍然起效不明显，需要及时到医院就诊。

（四）健康小贴士

1. 起居

（1）卧室及附近宜安静，不通宵开启灯具。

（2）脾寒夜啼者注意保暖，心热夜啼者慎勿过暖。

（3）孕妇及乳母不可过食寒凉及辛辣性食物，勿受惊吓。

2. 食疗

（1）莲肉桂圆红枣汤

组成：莲肉、桂圆、红枣、糯米各适量，红糖少许。

用法：以上四味洗净，煮成粥，调入红糖服用，每日 1 ~ 2 次。

功效：镇静安神养心。

主治：有受惊吓病史的小儿夜啼。

出处：李盛华. 常见病的中医预防调护［M］. 甘肃：甘肃文化出版社，2011.

（2）赤小豆甜汤

组成：赤小豆，白砂糖适量。

用法：赤小豆加水煮烂后酌量加糖，代茶饮。

功效：清心热，定惊。

主治：哭声洪亮，大便干结的小儿夜啼。

出处：李永来. 中华食疗大全［M］. 哈尔滨：黑龙江科学科技出版社，2012.

二十、小儿失眠

（一）概述

小儿失眠是指小儿经常性睡眠不安或者难以入睡、易醒等，导致睡眠不足的病症，常伴有精神状况不佳、疲惫乏力等。充足的睡眠对孩子的生长发育十分重要，睡眠缺乏会导致许多疾病的发生，所以需要认真对待小儿失眠。

中医学认为失眠是因为先天不足，后天失调，或者他病所伤，以致脏腑功能失常，阴阳失调而发生失眠。在治疗上，要以调整阴阳为根本治则，进而调节脏腑功能和气血关系。中医刮痧可以调整阴阳平衡，对小儿失眠有一定的疗效。

（二）临床表现

1. 小儿经常性睡眠不安或者难以入睡、易醒等。

2. 伴有精神状况不佳、疲惫乏力，或容易受惊，或不欲饮食、大便臭秽等症状。

（三）治疗

基本方：刮内关，刮神门，刮太冲，刮太溪，刮心经。

加减方：精神状况不佳，倦怠乏力者，加刮脾俞、心俞；易受惊吓者，加刮胆俞；不欲饮食，口臭，大便臭秽者，加刮胃俞、腹部。

1. 刮穴位

（1）刮内关穴：小儿自由体位，刮痧板蘸取少许介质，在腕横纹上2寸，掌长肌腱与桡侧腕屈肌腱之间刮拭，以皮肤微微发红为度（图5-20-1）。

（2）刮神门穴：小儿自由体位，刮痧板蘸取少许介质，在腕横纹尺侧端，尺侧腕屈肌腱的桡侧凹陷处刮拭，以皮肤微微发红为度（图5-20-2）。

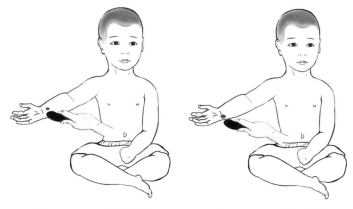

图5-20-1　刮内关穴　　　图5-20-2　刮神门穴

（3）刮脾俞穴：小儿俯卧位或坐位，刮痧板蘸取少许介质，在背部第十一胸椎棘突下旁开 1.5 寸处刮拭，以皮肤潮红为度（图 5 - 20 - 3）。

（4）刮太冲穴：小儿自由体位，刮痧板蘸取少许介质，在足背第 1、2 跖骨结合部之前凹陷处刮拭，刮 20 ~ 30 次为度（图 5 - 20 - 4）。

（5）刮太溪穴：小儿自由体位，刮痧板蘸取少许介质，

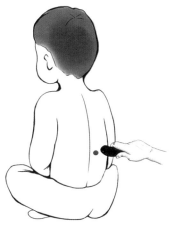

图 5 - 20 - 3　刮脾俞穴

在足内侧的内踝尖与跟腱之间的凹陷处刮拭，以皮肤微微发红为度（图 5 - 20 - 5）。

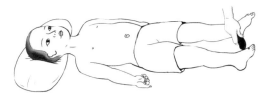

图 5 - 20 - 4　刮内关穴

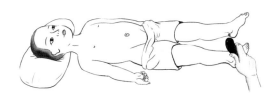

图 5 - 20 - 5　刮太溪穴

（6）刮胆俞穴：小儿俯卧位或坐位，刮痧板蘸取少许介

质，在背部第十胸椎棘突下旁开1.5寸处点刮，以皮肤潮红或起红色血斑为度（图5-20-6）。

（7）刮心俞穴：小儿俯卧位或坐位，刮痧板蘸取少许介质，在背部第五胸椎棘突下旁开1.5寸处点刮，以皮肤潮红为度（图5-20-7）。

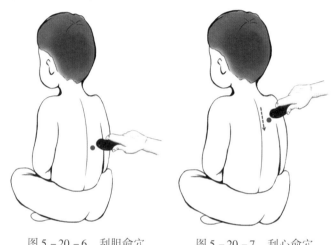

图5-20-6　刮胆俞穴　　　图5-20-7　刮心俞穴

（8）刮胃俞穴：小儿俯卧位或坐位，刮痧板蘸取少许介质，在背部第十二胸椎棘突下旁开1.5寸处刮拭，以皮肤潮红或起红色血斑为度（图5-20-8）。

2. 刮经脉

刮心经：小儿自由体位，刮痧板蘸取少许介质，一手固定患儿手掌，一手用刮痧板从中指指尖向指根方向刮拭，以皮肤微微发红为度（图5-20-9）。

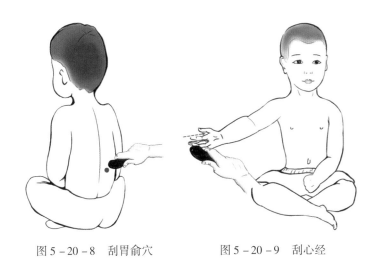

图 5 - 20 - 8　刮胃俞穴　　　　　图 5 - 20 - 9　刮心经

3. 刮部位

刮腹部：小儿仰卧位，刮痧板蘸取少许介质，以肚脐为中心，用刮痧板按顺时针方向刮拭，以腹部皮肤潮红为度（图 5 - 20 - 10）。

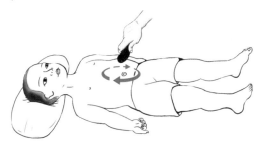

图 5 - 20 - 10　刮腹部

此刮痧疗法宜 5 ~ 7 天 1 次，4 次为 1 个疗程。急性病者见效较快，刮痧至痊愈即可；慢性病者宜连续应用 2 ~ 3 个疗程，如若未见明显好转，需要及时到医院就诊。

（四）健康小贴士

1. 起居

（1）小儿午睡不宜太长，一般 2 个小时已足够。

（2）晚饭及临睡前不要让小儿吃得太饱。

（3）采用一些有助于睡眠的办法，如用热水洗脸、泡脚等，可在睡前半小时保持环境安静，以助小儿入睡。

2. 食疗

（1）莴苣汁

组成：莴苣。

用法：榨汁服用。

功效：镇静，安神。

主治：多种类型的失眠。

出处：韩新民，熊磊．中医儿科学［M］．北京：人民卫生出版社，2016.

（2）五味子鲈鱼汤

组成：鲈鱼 1 条，五味子 50g。

用法：将鱼处理干净，五味子用水浸泡，同置锅里，用适量水将鱼煮至熟烂即可。早、晚可食鱼肉，睡前喝汤。

功效：补虚安神。

主治：精神状况不佳，倦怠乏力的失眠。

出处：李永来．中华食疗大全［M］．哈尔滨：黑龙江科学科技出版社，2012.

二十一、小儿多动症

（一）概述

小儿多动症又称为注意力缺陷多动障碍，是儿童时期以注意力不集中、活动过度、情绪不稳、冲动任性、自控力差，并伴有学习障碍，其智力却正常或基本正常的一种行为障碍性疾病。发病多在七岁前，男孩多于女孩。本病预后较好，绝大多数小儿到青春期逐渐好转而痊愈。

小儿多动症的病因主要是先天禀赋不足，或后天护养不当、外伤、病后、情志失调等。其主要病变在心、肝、脾、肾。因人的情志活动与内脏有着密切的关系，五脏功能的失调必然影响人的情志活动，使其失常。阴主静，阳主动，人体阴阳平衡，才能动静平衡，否则就会产生各种情志、动作失常的疾病。刮痧可以调节阴阳使其平衡，对小儿多动症有良好的疗效。

（二）临床表现

1. 注意力不集中、活动过度、情绪不稳、冲动任性、自控力差。

2. 伴有学习障碍，智力却正常或基本正常。

3. 伴有消瘦或肢体抽动，或肥胖、行为怪异、嬉笑无常等症状。

（三）治疗

基本方：刮少阳经，刮足底，刮小天心，刮百会，刮四神聪，刮心经。

加减方：有消瘦症状者，加刮三阴交；肢体抽动麻木者，加刮三关；肥胖、行为怪异、嬉笑无常者，加刮清天河水和膻中。

1. 刮穴位

（1）刮百会穴：小儿自由体位，以刮痧板在前发际正中上 5 寸，两耳尖连线中点处轻刮，以 20～30 次为度（图 5 - 21 - 1）。

（2）刮四神聪穴：小儿自由体位，用刮痧板在百会穴前后左右各 1 寸处（共四穴）轻刮，各穴位刮 20～30 次（图 5-21-2）。

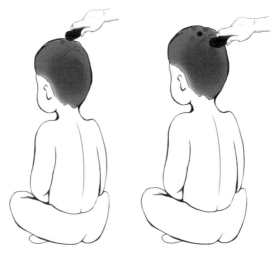

图 5-21-1　刮百会穴　　图 5-21-2　刮四神聪穴

（3）刮三阴交穴：小儿自由体位，刮痧板蘸取少许介质，在内踝尖上 3 寸处点刮，以皮肤微微发红为度（图 5-21-3）。

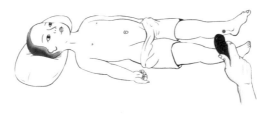

图 5-21-3　刮三阴交穴

（4）刮膻中穴：小儿自由体位，刮痧板蘸取少许介质，在两乳头连线中点处轻刮，以皮肤微微发红为度（图 5-21-4）。

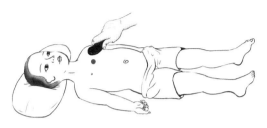

图 5 - 21 - 4　刮膻中穴

2. 刮经络

（1）刮小天心：小儿自由体位，刮痧板蘸取少许介质，自掌心正中刮至小天心（手掌大、小鱼际交接处凹陷中），以皮肤微微发红为度（图 5 - 21 - 5）。

（2）刮天河水：小儿自由体位，刮痧板蘸取少许介质，自前臂内侧的腕横纹正中刮至肘横纹中点，以皮肤潮红为度（图 5 - 21 - 6）。

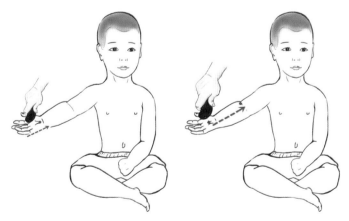

图 5 - 21 - 5　刮小天心　　　　图 5 - 21 - 6　刮天河水

（3）刮三关：小儿自由体位，刮痧板蘸取少许介质，从前臂桡侧的腕横纹（阳池穴）刮至肘横纹处（曲池穴），以皮肤潮红为度（图 5 - 21 - 7）。

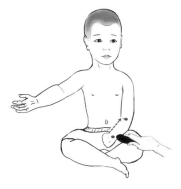

图 5 - 21 - 7　刮三关

（4）刮足少阳胆经：小儿自由体位，用刮痧板在小儿头两侧少阳经循行线上轻刮，20~30 次为宜（图 5 - 21 - 8）。

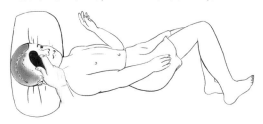

图 5 - 21 - 8　刮足少阳胆经

（5）刮心经：小儿自由体位，刮痧板蘸取少许介质，一手固定小儿手掌，一手用刮痧板从中指指尖向指根方向刮拭，以皮肤微微发红为度（图 5 - 21 - 9）。

3. 刮部位

刮足底：小儿自由体位，刮痧板蘸取少许介质，自脚底前刮向脚后跟，按此方向刮 20~30 次为度（图 5 - 21 - 10）。

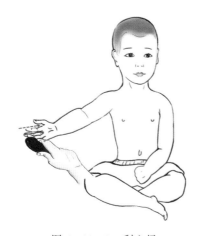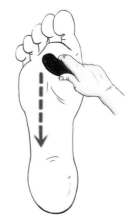

图5－21－9　刮心经　　　　　图5－21－10　刮足底

　　此法宜5～7天1次，4次为1个疗程，宜连续用2～3个疗程。此病为慢性发作性疾病，刮痧可以作为一种辅助疗法，但仍然需要到医院进行系统治疗。

　　（四）健康小贴士

　　1. 起居

　　（1）保证小儿有规律性的生活，培养良好的生活习惯。

　　（2）保证小儿营养，补充蛋白质、水果和新鲜蔬菜，避免食用兴奋性和刺激性的饮料和食物。

　　（3）加强管理，及时疏导，防止小儿攻击性、破坏性及危险性行为发生。

　　2. 食疗

　　（1）百合大枣蛋汤

　　组成：鲜百合60g（干品20g），鸡蛋1个，大枣4枚，白糖50g。

　　用法：百合、大枣加水共煮30分钟，加糖再煮10分钟后打入鸡蛋，稍煮片刻即可食用。

功效：补气养血，清心安神益智。

主治：喜怒无常、动作怪异的小儿多动症。

出处：李盛华. 常见病的中医预防调护 [M]. 甘肃：甘肃文化出版社，2011.

（2）猪脊髓羹

组成：猪脊髓，少许盐。

用法：将猪脊髓加淡盐蒸服。

功效：益肾精，补脑髓。

主治：消瘦无力、肢体抽动的小儿多动症。

出处：李盛华. 常见病的中医预防调护 [M]. 甘肃：甘肃文化出版社，2011.

二十二、小儿肥胖症

（一）概述

小儿肥胖症是一种体内脂肪异常堆积、体重超过正常标准的慢性营养代谢性疾病。近年来，随着人民生活水平的提高，膳食结构的改变，小儿肥胖症的发病率呈明显上升趋势。小儿肥胖症可发展为成人肥胖症，发展概率随肥胖发病的年龄及严重程度而增加。肥胖可发生于任何年龄，以婴儿期、5~6岁与青春期为发病高峰期。

引起小儿肥胖症的主要病因是饮食因素和遗传因素。小儿脾常不足，若饮食不节则损伤脾气，痰湿内生而发为肥胖；小儿先天禀赋不足，脾肾两虚或肝肺功能失调，导致痰湿、脂膏内停，亦可发展为肥胖。本病的基本病机是脾胃运化失常，痰湿脂膏内停。病位主要在脾、胃，与肝、肺、肾密切相关。小儿刮痧可以增加脾胃运化功能，去除水湿，所以小儿肥胖症可以采取刮痧疗法治疗。

（二）临床表现

1. 小儿体内脂肪异常堆积、体重超过正常标准。

2. 伴有面浮肢肿、脘腹胀满，或口臭口苦、喜冷饮等症状。

（三）治疗

基本方：刮膀胱经、刮督脉、刮带脉、刮气冲、刮三关。

加减方：面浮肢肿、脘腹胀满者，加刮腹部；口臭口苦、喜冷饮者，加刮脾经、六腑。

1. 刮穴位

刮气冲穴：小儿仰卧位，刮痧板蘸取少许介质，在肚脐下5寸，前正中线旁开2寸处刮拭，刮20～30次即可（图5－22－1）。

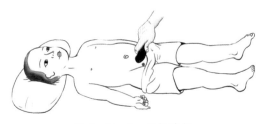

图5－22－1　刮气冲穴

2. 刮经络

（1）刮脾经：小儿自由体位，刮痧板蘸取少许介质，一手固定小儿手掌，另一手持刮痧板从小儿掌根刮向大拇指桡侧，以皮肤潮红为度（图5－22－2）。

（2）刮带脉：小儿仰卧位，刮痧板蘸取少许介质，从肚脐处分别往两边轻刮，以皮肤微微发红为度（图5－22－3）。

（3）刮足太阳膀胱经：小儿俯卧位，刮痧板蘸取少许介

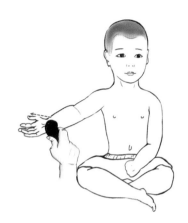

图 5 – 22 – 2　刮脾经

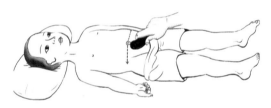

图 5 – 22 – 3　刮带脉

质，分别沿着两侧膀胱经从上往下轻刮，以皮肤潮红或起红色血斑为度（图 5 – 22 – 4）。

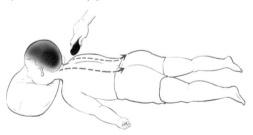

图 5 – 22 – 4　刮足太阳膀胱经

（4）刮督脉：小儿俯卧位，刮痧板蘸取少许介质，沿督脉从上往下轻刮，以皮肤潮红或起红色血斑为度（图5-22-5）。

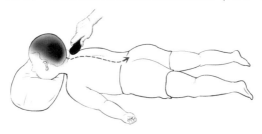

图5-22-5　刮督脉

（5）刮六腑：小儿自由体位，刮痧板蘸取少许介质，自前臂尺侧的肘端（少海穴）沿直线刮至腕横纹（神门穴），以皮肤潮红为度（图5-22-6）。

（6）刮三关：小儿自由体位，刮痧板蘸取少许介质，从前臂桡侧的腕横纹（阳池穴）刮至肘横纹处（曲池穴），以皮肤潮红为度（图5-22-7）。

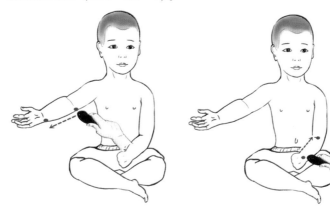

图5-22-6　刮六腑　　　　　图5-22-7　刮三关

3. 刮部位

刮腹部：小儿仰卧位，刮痧板蘸取少许介质，以肚脐为中心，用刮痧板按顺时针方向刮痧，以腹部皮肤潮红为度（图5-22-8）。

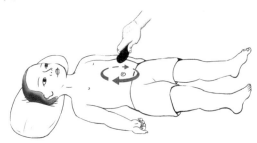

图5-22-8　刮腹部

此刮痧疗法宜5~7天1次，4次为1个疗程，宜连续应用2~3个疗程。小儿肥胖作为常见的慢性疾病，除了刮痧治疗外，仍需配合饮食、运动和改变生活作息等进行干预。

（四）健康小贴士

1. 起居

（1）肥胖小儿应每日坚持运动，养成习惯。可先从小运动量活动开始，而后逐步增加运动量与活动时间。

（2）应避免剧烈运动，以防增加食欲。

（3）饮食应以高蛋白、低碳水化合物及低脂肪为宜，动物脂肪不宜超过脂肪总量的1/3，并供给一般需要量的维生素和矿物质。

2. 食疗

（1）赤豆蒸鲤鱼

组成：赤小豆25g，陈皮3g，大鲤鱼500g，小椒3g，苹果3g，生姜、葱、胡椒粉、食盐适量。

用法：鲤鱼去鳞、鳃和内脏，洗净待用；赤小豆、小椒、苹果洗净后，塞入鱼腹中，再将鲤鱼放入盘中，用适量的生姜、葱、胡椒粉、食盐调好味，灌入鸡汤，上笼蒸制。经蒸制约 1 小时，待鲤鱼熟后，立即出笼。

功效：利水消肿。

主治：面浮肢肿，胃口差的小儿肥胖症。

出处：李永来．中华食疗大全［M］．哈尔滨：黑龙江科学科技出版社，2012.

（2）减肥茶饮

组成：生山楂 30g，生薏苡仁 10g，干荷叶 60g，橘皮 5g。

用法：以上诸药研成细末混合，用沸水冲泡代茶饮，每日 1 次。

功效：行气利水，降脂化浊。

主治：面浮肢肿的小儿肥胖症。

出处：李永来．中华食疗大全［M］．哈尔滨：黑龙江科学科技出版社，2012.

二十三、小儿脑炎后遗症

（一）概述

小儿脑炎后遗症是指脑炎急性期经治疗后仍遗留有神志异常等神经系统症状的疾病。小儿脑炎初期一般以发热头痛为主，极期有不同程度的惊厥抽搐，在治疗六个月后仍有神经、精神症状。本病以 10 岁以下的小儿发病率最高，疫苗注射可有效降低发病率。

西医学认为本病主要由各种病毒、细菌、真菌等感染中枢神经系统引起，中医学认为本病内因小儿素体稚嫩，肌肤薄弱，脏腑娇弱，外因风温之邪合疫疠之毒从口鼻而入，侵袭肺卫，毒邪势强，而致神明失守，神昏谵语。治疗以醒脑开窍，养阴清热为主。由于所感染的病毒不同，任何年龄的小儿都可罹患本病。后遗症的主要调护方法有康复训练及针灸、刮痧、按摩。

（二）临床表现

1. 郁闷不乐、表情淡漠、反应迟钝、智力减退等。

2. 语言障碍、听力减退、幻觉、幻听等。

3. 严重者会出现肢体痉挛性瘫痪、局部癫痫发作等。

（三）治疗

基本方：刮督脉、刮坎宫穴、刮太阳穴、刮风池穴、刮肩井穴。

加减方：构音障碍配桥弓穴、顶颞前斜线；中枢性面瘫配颊车穴、下关穴；上肢痉挛，加刮大肠经；下肢痉挛，加刮环跳穴、阳陵泉穴；耳聋加刮耳门穴、听宫穴、听会穴。

1. 刮穴位

刮太阳：小儿坐位或仰卧位，刮痧板蘸取少许介质，在眉梢与目外眦连线中点向后 1 寸处的太阳穴刮 15～20 次，力度适中，以皮肤发热潮红为度，对侧以同样的方法操作（图 5 - 23 - 1）。

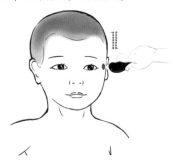

图 5 - 23 - 1　刮太阳穴

2. 刮经络

（1）刮督脉：小儿俯卧位，刮痧板蘸取少许介质，在督脉的印堂穴至腰阳关穴，从上到下轻刮 20～30 次，以皮肤潮红或起红色血斑为度（图 5 - 23 - 2）。

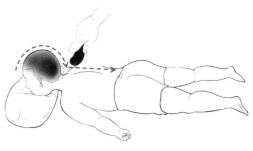

图 5 - 23 - 2　刮督脉

（2）刮手阳明大肠经：小儿仰卧位或侧卧位，刮痧板蘸取少许介质，从肩髃穴起，沿上臂后外侧大肠经循行路线刮至合谷穴，刮 20 ~ 30 次，以局部皮肤潮红或起痧点为度（图5 - 23 - 3）。

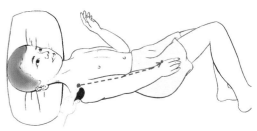

图 5 - 23 - 3　刮手阳明大肠经

（3）刮风池穴 - 肩井穴：小儿坐位或侧卧位，刮痧板蘸取少许介质，从颈部枕骨下胸锁乳突肌与斜方肌上方的风池穴，刮至肩部的大椎与肩峰连线的中点肩井穴，刮拭20 ~ 30次，以皮肤发热潮红为度，对侧操作相同（图 5 - 23 - 4）。

（4）刮颊车穴 - 下关穴：小儿侧卧位，刮痧板蘸取少许介质，在位于下颌角前上方约 1 横指的颊车穴，至耳前颧弓与下颌切迹形成的凹陷中的下关穴，刮拭 15 ~ 30 次，以发热潮红为度（图5-23-5）。

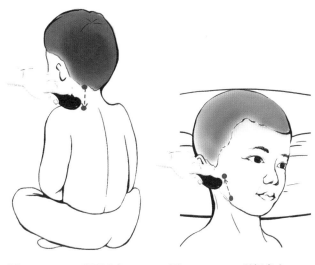

图5-23-4　刮风池穴-
肩井穴

图5-23-5　刮颊车穴-
下关穴

（5）刮环跳穴-阳陵泉穴：小儿俯卧位，刮痧板蘸取少许介质，从臀外侧当股骨大转子最高点与骶管裂孔连线的外1/3处的环跳穴，至小腿外侧当腓骨小头前下方凹陷处的阳陵泉穴，直线刮拭20～30次，以局部发热潮红或起红色血斑为度（图5-23-6）。

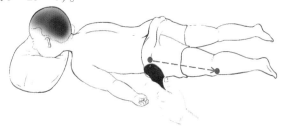

图5-23-6　刮环跳穴-阳陵泉穴

（6）刮耳门穴 - 听宫穴 - 听会穴：小儿自由体位，刮痧板蘸取少许介质，在耳屏前沿直线从耳门穴刮至听会穴，以皮肤发热或潮红为度（图5 - 23 - 7）。

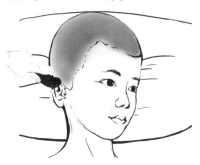

图5 - 23 - 7　刮耳门穴 - 听宫穴 - 听会穴

（7）刮桥弓穴：桥弓穴即胸锁乳突肌，小儿坐位或侧卧位，刮痧板蘸取少许介质，从上到下刮拭桥弓10 ~ 20次，以皮肤发热潮红为度，对侧以同样的方法操作（图5 - 23 - 8）。

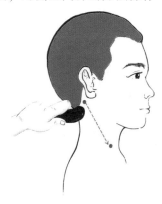

图5 - 23 - 8　刮桥弓穴

（8）刮坎宫穴：小儿仰卧位或坐位，刮痧板蘸取少许介质，刮坎宫穴（眉头至眉梢呈一直线）15 ~ 30次，以皮肤发热潮红为度，对侧以同样的方法操作（图 5 - 23 - 9）。

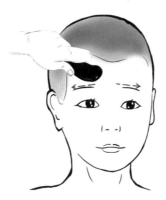

图 5 - 23 - 9　刮坎宫穴

3. 刮部位

刮顶颞前斜线：小儿坐位或侧卧位，刮痧板蘸取少许介质，在侧头部刮顶颞前斜线（前顶穴至悬厘穴连线）15~30 次，以皮肤发热潮红为度，对侧以同样的方法操作（图 5 - 23 - 10）。

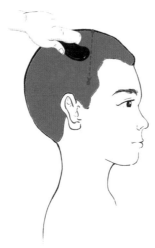

图 5 - 23 - 10　刮顶颞前斜线

此法可作为小儿脑炎后遗症的辅助治疗，以增强患儿体质，促进身体恢复。宜5~7天1次，4次为1个疗程，宜连续用2~3个疗程。

（四）健康小贴士

1. 起居

（1）注意生活环境和饮食卫生，杀灭蚊虫，保持空气流通，防止小儿受凉感冒。

（2）培养小儿的自主生活能力，加强功能锻炼，保证小儿的个人卫生，预防各种并发症的出现。

（3）脑炎后遗症的调护需要多方面治疗的配合，家长除了可以在家进行刮痧治疗外，也要加强心理疏导、康复训练及药物治疗等。

2. 食疗

桑叶蜜茶

组成：桑叶10g，蜂蜜适量。

用法：桑叶阴干，逐个涂少许蜂蜜，每日代茶饮。

功效：滋阴养肝，增强体质。

主治：脑炎高热或惊厥抽搐后肢体痉挛、口咽干燥、大便秘结等热病津伤之症。

出处：陈梦雷．古今图书集成医部全录（儿科）［M］．北京：人民卫生出版社1991．

二十四、小儿脑瘫

（一）**概述**

小儿脑瘫是指从妊娠期到婴儿期由于各种原因引起的非进行性脑损伤，主要表现为中枢性的运动障碍、姿势异常等，常伴有智力低下、癫痫、视觉及听觉障碍、精神障碍、语言障碍、行为异常等。据统计，我国小儿脑瘫的发病率为 1.8‰~4.0‰，致残率为 42%~45%，每年新增脑瘫患儿 3~4 万。

小儿脑瘫的发病机制尚不完全明确，目前认为主要与孕早期病毒感染、早产、产伤、窒息、胆红素脑等有关。中医学将本病归于"五迟""五软""五硬"范畴，病变多因气血亏虚，先天胎禀不足，因此治疗以补肾培元，宁神益智为主。需要注意的是小儿脑瘫后遗症恢复相对缓慢，刮痧可对小儿生长发育和疾病恢复起到促进作用，应注意配合针灸、康复训练、药物等疗法。

（二）临床表现

1. 运动能力低于同龄的正常孩子，运动自我控制的能力差。

2. 姿势异常，姿势的稳定性差，运动或静止时姿势别扭。

3. 智力不足、听觉退化或辨音困难等。

4. 牙齿发育不良，口、面功能障碍及情绪、行为异常。

（三）治疗

基本方：刮百会穴、刮心俞穴、刮肾俞穴、刮督脉。

加减方：下肢痉挛性瘫痪加刮膀胱经，单侧瘫刮单侧，双侧瘫刮双侧，交替刮拭。

1. 刮穴位

（1）刮百会穴：小儿坐位或仰卧位，以两耳尖连线与正中线交点的百会穴为中心用刮痧板环形刮拭 15~30 次，以皮肤发热潮红为度。（图 5 - 24 - 1）。

（2）刮心俞穴：小儿坐位

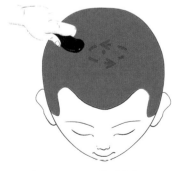

图 5 - 24 - 1 刮百会穴

或俯卧位，刮痧板蘸取少许介质，刮拭第 5 胸椎棘突下，旁开 1.5 寸的心俞穴 20～30 次，以皮肤发热潮红为度。（图 5 - 24 - 2）。

（3）刮肾俞穴：小儿坐位或俯卧位，刮痧板蘸取少许介质，在第 2 腰椎棘突下，后正中线旁开 1.5 寸肾俞穴处刮拭 20～30 次，以皮肤潮红为度（图 5 - 24 - 3）。

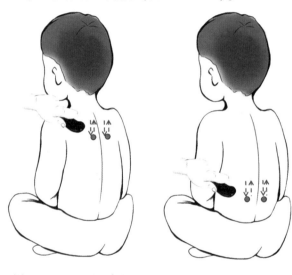

图 5 - 24 - 2　刮心俞穴　　　图 5 - 24 - 3　刮肾俞穴

2. 刮经络

（1）刮督脉：小儿俯卧位，刮痧板蘸取少许介质，从印堂穴至哑门穴，大椎穴至命门穴，从上向下刮拭 15～30 次，刮至局部发热潮红或起红色血斑为度（图 5 - 24 - 4）。

（2）刮下肢足太阳膀胱经：小儿俯卧位，刮痧板蘸取少许介质，从委中穴沿膀胱经走形自上而下刮拭 20～30 次，重点刮合阳穴、承山穴、承筋穴、飞扬穴至跗阳穴。单侧瘫刮单

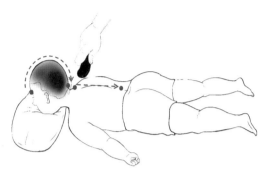

图 5 – 24 – 4   刮督脉

侧，双侧瘫刮双侧，交替刮拭（图 5 – 24 – 5）。

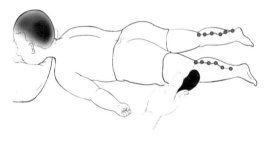

图 5 – 24 – 5   刮下肢足太阳膀胱经

3. 刮部位

刮背部：小儿坐位或俯卧位，刮痧板蘸取少许介质，在脊柱正中和脊柱旁的夹脊、膀胱经部长面刮拭 20 ~ 30 次，以皮肤发红或起红色血斑为度（图 5 – 24 – 6）。

此法宜 5 ~ 7 天 1 次，4 次为 1 个疗程，宜连续用 2 ~ 3 个疗程。

（四）健康小贴士

1. 起居

（1）保持室内空气新鲜，阳光充足，温度适宜。定期用紫外线照射消毒，地面经常用消毒液拖擦，保证脑瘫小儿室内的清洁卫生，避免再次感染。

（2）脑瘫小儿因发育迟缓，肢体动作协调性较同年龄健康小儿差，行动不便，故应有专人守护，以免造成意外伤害。

（3）保持好脑瘫小儿的个人清洁卫生，定期洗浴，及时更换衣服、床单、被褥等。脑瘫小儿的日常清洁护理要求格外严格，家长们不容忽视。

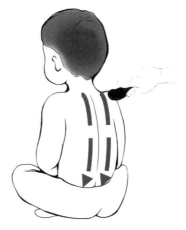

图 5 - 24 - 6 刮背部

2. 食疗

陈皮山药粥

组成：陈皮 5g，山药 10g，粳米 50g。

用法：加水同煮为粥，每日早餐服 1 次。

功效：养心安神，健脾补血。

主治：小儿贫血、健忘、体质虚弱、多动多语等。

出处：陈梦雷. 古今图书集成医部全录（儿科）［M］. 北京：人民卫生出版社，1991.

二十五、小儿支气管肺炎

（一）概述

小儿支气管肺炎是儿科常见的感染性疾病，又称为小叶性肺炎，常由细菌、病毒、霉菌及肺炎支原体感染引起，临床多见病毒、细菌"合并感染"。其主要表现有发热、咳嗽、气促、呼吸困难，早期体温可高达 40℃。本病多发生在气候骤变及冬春寒冷季节,以 2 岁以内小儿最常见。本病可由支气管炎失治误治、迁延不愈发展而来,也可突然起病。

婴幼儿由于呼吸系统发育尚未成熟,功能尚不健全,加之免疫系统的防御功能尚未发育充分,因此容易发生肺炎,且病情较重。本病可归属于中医学的"肺炎喘嗽"范畴,外因六淫邪气侵袭,内因小儿稚阴稚阳,脏腑娇弱,内外相合而致病,治疗以宣肺平喘,清热化痰为原则。

(二)临床表现

1. 起病急骤或迟缓,骤然起病时可见发热、呕吐、烦躁及喘憋等症状。

2. 早期有明显咳嗽及咽部痰声,新生儿、早产儿常见口吐白沫。

3. 发热、咳嗽后,呼吸浅表,呼吸频率加快,甚者出现呼吸困难。

(三)治疗

基本方:刮任脉、刮中府穴、刮膻中穴、刮足太阳膀胱经、刮肺俞穴(双)、刮心俞穴、刮列缺穴、刮枢经。

加减方:咳嗽加刮气喘穴;高热加刮肩颈部、背部;咽痛加刮天突穴。

1. 刮穴位

(1)刮中府穴:小儿仰卧位或坐位,刮痧板蘸取少许介质,在胸前壁外上方,距离前正中线 6 寸、平第 1 肋间隙处的中府穴刮拭 15～30 次,以局部潮红或起痧点为度(图 5－25－1)。

(2)刮膻中穴:小儿仰卧位或坐位,刮痧板蘸取少许介质,在前正中线上,两乳头连线中点的膻中穴刮拭 20～30 次,以局部潮红或出痧点为度(图 5－25－2)。

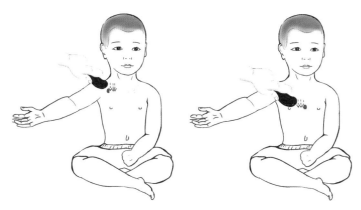

图 5 - 25 - 1 刮中府穴　　　图 5 - 25 - 2 刮膻中穴

（3）刮肺俞穴：小儿俯卧位或坐位，刮痧板蘸取少许介质，在第 3 胸椎棘突下旁开 1.5 寸的肺俞穴刮拭 20～30 次，以局部潮红或起痧点为度（图 5 - 25 - 3）。

（4）刮心俞穴：小儿俯卧位或坐位，刮痧板蘸取少许介质，在第 5 胸椎棘突下旁开 1.5 寸的心俞穴刮拭 20～30 次，以局部潮红或出痧点为度（图 5 - 25 - 4）。

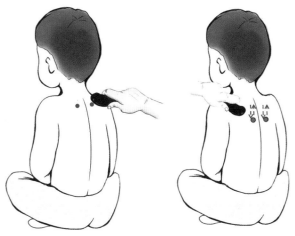

图 5 - 25 - 3　刮肺俞穴　　　图 5 - 25 - 4　刮心俞穴

（5）刮列缺穴：小儿坐位
或仰卧位，刮痧板蘸取少许介
质，在桡骨茎突上，腕横纹上
1.5 寸的列缺穴刮拭 15～25 次，
以局部潮红为度（图 5 - 25 -
5）。

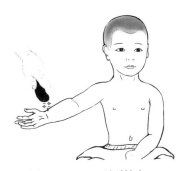

图 5 - 25 - 5　刮列缺穴

（6）刮气喘穴：小儿坐位
或俯卧位，刮痧板蘸取少许介
质，于大椎穴旁开 2 寸的气喘
穴刮拭 20～30 次，以局部潮红或出痧点为度（图 5 - 25 - 6）。

（7）刮天突穴：小儿坐位或仰卧位，刮痧板蘸取少许介
质，于前正中线，胸骨上窝中央的天突穴刮拭 20～30 次，以
局部皮肤潮红为度（图 5 - 25 - 7）。

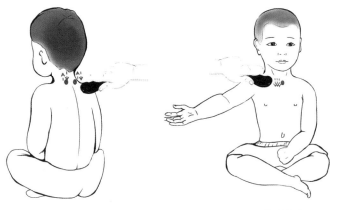

图 5 - 25 - 6　刮气喘穴　　　图 5 - 25 - 7　刮天突穴

2. 刮经络

（1）刮任脉：小儿仰卧位，刮痧板蘸取少许介质，从天
突穴至膻中穴由上向下刮拭 15～30 次，以局部皮肤潮红发热

为度（图 5 – 25 – 8）。

（2）刮足太阳膀胱经：小儿俯卧位，刮痧板蘸取少许介质，从大杼穴至肾俞穴由上向下刮拭 20～30 次，以局部皮肤潮红发热为度（图 5 – 25 – 9）。

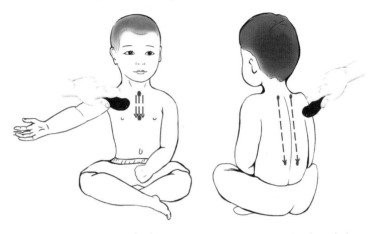

图 5 – 25 – 8　刮任脉　　　图 5 – 25 – 9　刮足太阳膀胱经

（3）刮手少阳三焦经：小儿坐位或仰卧位，刮痧板蘸取少许介质，从前臂背侧面正中尺骨与桡骨之间，肘尖下 5 寸的四渎穴，直线刮至腕背横纹正中的阳池穴，刮 20～30 次，以皮肤潮红或起痧点为度（图 5 – 25 – 10）。

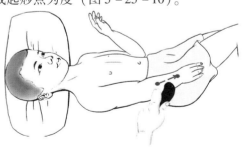

图 5 – 25 – 10　刮手少阳三焦经

3. 刮部位

（1）刮肩颈部：小儿坐位或俯卧位，刮痧板蘸取少许介质，从颈部后发际线刮至肩峰处 20～30 次，先刮一侧，再刮对侧，以局部皮肤潮红或起痧点为度（图 5 - 25 - 11）。

（2）刮背部：小儿俯卧位，刮痧板蘸取少许介质，从大椎穴至肾俞穴由上向下刮拭 20～30 次，以局部皮肤潮红发热为度（图 5 - 25 - 12）

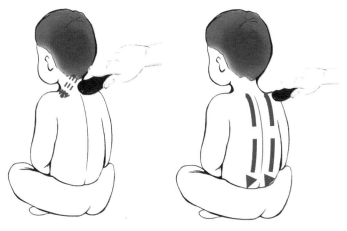

图 5 - 25 - 11　刮肩颈部　　　图 5 - 25 - 12　刮背部

此法适用于小儿支气管肺炎缓解期的保健与调护，宜 5～7 天 1 次，4 次为 1 个疗程，宜连续用 2～3 个疗程。

（四）健康小贴士

1. 起居

（1）保持室内卫生及空气新鲜，室温维持在 20℃ 左右，湿度以 60% 为宜，冬春季节尽量少带易感儿去公共场所。

（2）经常变换体位，减少肺淤血，也可轻拍背，以利炎症吸收及痰液的排出。

2. 食疗

（1）生姜百部饮

组成：生姜 8g，百部 10g，饴糖 12g。

用法：生姜、百部同煮取汁，再加入饴糖，多次温服。

功效：辛温解表。

主治：恶寒发热、咳嗽气喘、痰白质稀等。

出处：崔丽华，尹俊．中药食疗、头孢呋辛钠治疗小儿支气管肺炎疗效观察［J］．社区中医药，2008，24（21）：42.

（2）雪梨菊花汁

组成：雪梨 1 个，川贝 3g，菊花 9g，冰糖 20g。

用法：水煎取汁，代水饮。

功效：清热润肺。

主治：发热汗出、口渴咽干、痰黄质稠、咳嗽气促等。

出处：崔丽华，尹俊．中药食疗、头孢呋辛钠治疗小儿支气管肺炎疗效观察［J］．社区中医药，2008，24（21）：42.

.

二十六、小儿肌性斜颈

（一）概述

小儿肌性斜颈一般指先天性斜颈，是儿科常见病之一。本病在婴儿出生时并无症状，于生后 7～10 天在胸锁乳突肌中下 1/3 段可触及肿块。肿块质硬，呈圆形或椭圆形，推之可移，按之婴儿哭闹。小儿肌性斜颈可见头偏向患侧，下颌转向健侧，健侧面部肥大，患侧目外眦与口角的距离较对侧变短，两眼、两耳不在同一平面。小儿先天性肌性斜颈如早期未得到有效治疗，2 岁后可出现颜面部畸形。

小儿肌性斜颈的病因目前尚未完全明确，一般认为与产伤、局部缺血、宫内姿势不良、遗传、生长停滞、感染性肌炎等因素导致的胸锁乳突肌纤维化而发生挛缩与变短有关，临床可分为肌肉型、混合型、纤维型。本病可归属中医学"颈筋硬结"范畴，病证有虚实之分，实证多由于产伤、胎位不正等因素导致，虚证多由于先天禀赋不足或后天失养所致。

（二）临床表现

1. 出生1~2周内，小儿颈部一侧可发现肿物，呈椭圆形或条索状，底部可稍微移动。

2. 小儿头部向患侧倾斜，颜面旋向健侧，头颈活动受限。

3. 颈部伸直时，患侧胸锁乳突肌紧张。

（三）治疗

基本方：刮阳陵泉穴、刮完骨穴、刮桥弓穴、刮手阳明大肠经、刮足少阳胆经、刮头夹肌体表投影。

1. 刮穴位

（1）刮阳陵泉穴：小儿侧卧位，刮痧板蘸取少许介质，在小腿外侧，当腓骨小头前下方凹陷的阳陵泉穴处刮拭20~30次，以局部皮肤潮红或起痧点为度，可两侧穴位交替操作（图5-26-1）。

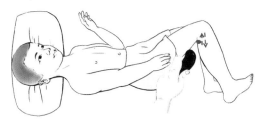

图5-26-1 刮阳陵泉穴

（2）刮完骨穴：小儿坐位或侧卧位，刮痧板蘸取少许介质，在患侧耳后乳突后下方凹陷处完骨穴刮拭15~30次，以

局部皮肤潮红或起痧点为度
（图5－26－2）。

2. 刮经络

（1）刮大肠经：小儿侧卧
位，刮痧板蘸取少许介质，从
扶突穴沿颈侧部、肩背部、上
肢后外侧部经巨骨、肩髃、手
五里、曲池、阳溪等穴刮至合
谷穴，以局部皮肤潮红或起痧
点为度（图5－26－3）。

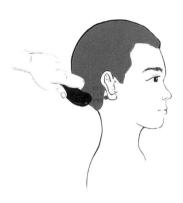

图5－26－2　刮完骨穴

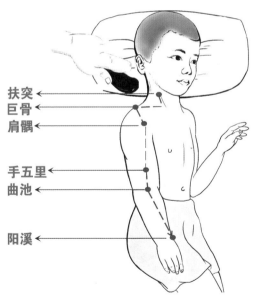

扶突
巨骨
肩髃

手五里
曲池

阳溪

图5－26－3　刮大肠经

（2）刮肩部足少阳胆经：小儿坐位或侧卧位，刮痧板蘸
取少许介质，从风池穴沿颈肩部刮至肩井穴，刮20～30次，

以局部皮肤潮红或起痧点为度（图 5 - 26 - 4）。

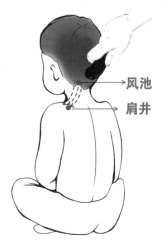

风池

肩井

图 5 - 26 - 4 刮肩部足少阳胆经

（3）刮桥弓穴：小儿坐位或侧卧位，刮痧板蘸取少许介质，在桥弓穴（即患侧胸锁乳突肌）处刮拭 15 ~ 30 次，力度宜轻，以局部皮肤潮红或起痧点为度（图 5 - 26 - 5）。

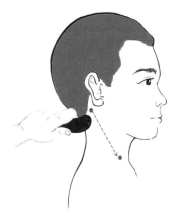

图 5 - 26 - 5 刮桥弓穴

3. 刮部位

刮头夹肌体表投影：小儿坐位或俯卧位，刮痧板蘸取少许介质，从完骨穴、翳明穴、脑空穴连线起向下沿颈后部刮至大椎穴，患侧以局部皮肤潮红或起痧点为度。健侧以同法刮拭，仅以局部皮肤潮红为度（图 5 – 26 – 6）。

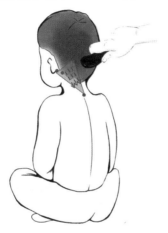

图 5 – 26 – 6　刮头夹肌体表投影

本法宜 5~7 天 1 次，至上次痧点消失之前不可进行下次操作，10 次为 1 个疗程，需坚持 3~6 个月。

值得注意的是，不论用何种外治法治疗肌性斜颈，以肌肉型和程度较轻的混合型效果最好，小儿年龄在 6 个月以内矫正率在 74%~80%。以下两种情况应考虑手术治疗：①程度较重的混合型和纤维型肌性斜颈。②手法矫正无效，且小儿年龄≥1 岁，患侧挛缩明显者。

（四）健康小贴士

1. 起居

（1）平时可用颜色鲜艳、有声音、会活动的玩具引逗小儿向患侧上方抬头。

（2）调整小儿枕头高度，患侧卧位时枕头稍高，健侧卧位枕头稍低并把下巴垫高，使颈部的胸锁乳突肌充分伸展。

2. 食疗

饮食以营养均衡、易消化的食物为主，可适量增加优质蛋白及富含组氨酸、精氨酸的食物，如牛肉、羊肉、鱼、豆制品等。

山药粥

组成：山药 30g，粳米 30g。

用法：煮粥食用。

功效：补中益气。

主治：食纳不香、肌肉痿软的小儿。

出处：刘弼臣等 . 中医儿科治疗大成 ［M］. 石家庄：河北科学技术出版社，1998.

二十七、小儿手足口综合征

（一）概述

小儿手足口综合征属儿科传染性疾病之一，主要表现为口腔及手足部疱疹，并伴有发热、头痛、咳嗽、流涕、恶心、呕吐等症状。据统计，3 岁以下小儿发病率最高，4 岁以内小儿占发病数的 85% ~ 95%，因此家长若发现小儿手足口部位有疱疹出现应及时治疗。

西医学认为，小儿手足口综合征是由肠道病毒引起；中医学认为，本病由外感时行疫毒所致，其病位主要在肺脾，因小儿肺脏娇嫩，脾常不足，正不胜邪，致时行疫毒从口鼻而入，脾虚不运之水湿与疫毒相搏，蕴蒸于外而发此病。治以清热祛湿解毒，刮痧可对小儿手足口综合征起到良好的调护作用。

（二）临床表现

1. 口腔内出现疱疹、血疹。

2. 流涕、咳嗽、流涎、拒食。

3. 疱疹和血疹破溃后出现溃疡，疼痛剧烈。

（三）治疗

基本方：刮板门、刮手太阴肺经、刮足太阴脾经、刮六腑、刮天河水。

加减方：咳嗽咽痛，加刮风门；高热不退，加刮背部；虚烦不眠，加刮手少阴心经。

1. 刮穴位

（1）刮板门：小儿自由体位，刮痧板蘸取少许介质，在手掌大鱼际平面处的板门穴刮 10～30 次，以皮肤潮红为度（图 5－27－1）。

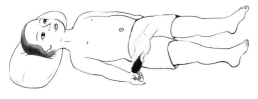

图 5－27－1　刮板门

（2）刮风门穴：小儿俯卧位，刮痧板蘸取少许介质，在第 2 胸椎棘突下，后正中线旁开 1.5 寸的风门穴刮 10～30 次，以皮肤出现潮红为度（图 5－27－2）。

2. 刮经络

（1）刮手太阴肺经：小儿自由体位，刮痧板蘸取少许介质，沿肺经从肘横纹中肱二头肌腱桡侧处的尺泽穴，刮至桡骨茎突上方、腕横纹上 1.5 寸的列缺穴，刮 10～30 次，以皮肤潮红或起红色血斑为度（图 5－27－3）。

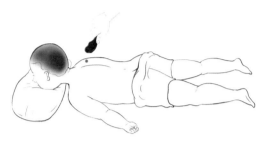

图 5 - 27 - 2 刮风门穴

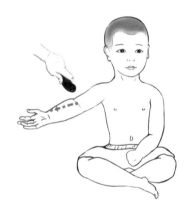

图 5 - 27 - 3 刮手太阴肺经

（2）刮足太阴脾经：小儿自由体位，刮痧板蘸取少许介质，沿脾经从小腿内侧，足内踝尖上 3 寸、胫骨内侧缘后方的三阴交穴，刮至胫骨内侧髁后下方凹陷处的阴陵泉穴，刮 10 ~ 30 次，以皮肤潮红或起红色血斑为度（图 5 - 27 - 4）。

（3）刮手少阴心经：小儿自由体位，刮痧板蘸取少许介质，沿心经从前臂掌侧，当尺侧腕屈肌腱的桡侧缘，腕横纹上 1.5 寸的灵道穴刮至腕掌侧横纹尺侧端，尺侧腕屈肌腱的桡侧凹陷处的神门穴，刮 10 ~ 30 次，以皮肤潮红为度（图 5 - 27 - 5）。

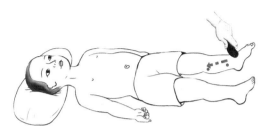

图 5 - 27 - 4　刮足太阴脾经

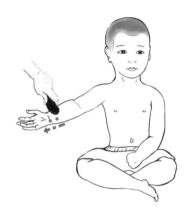

图 5 - 27 - 5　刮手少阴心经

（4）刮六腑：小儿自由体位，刮痧板蘸取少许介质，在前臂尺侧缘，从肘横纹内侧端与肱骨内上髁连线的中点处的少海穴，沿直线刮至腕掌侧横纹尺侧端，尺侧腕屈肌腱的桡侧凹陷处的神门穴，刮 10～30 次，以皮肤潮红为度（图 5 - 27 - 6）。

（5）刮天河水：小儿自由体位，刮痧板蘸取少许介质，自前臂正中总筋轻刮至肘横纹头处的洪池（曲池），刮 10～30 次，以皮肤潮红为度（图 5 - 27 - 7）。

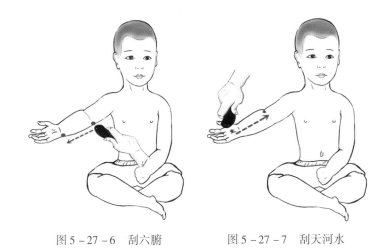

图 5 - 27 - 6　刮六腑　　　　　图 5 - 27 - 7　刮天河水

3. 刮部位

刮背部：小儿俯卧位，刮痧板蘸取少许介质，沿着膀胱经从第 1 胸椎棘突下，旁开 1.5 寸的大杼穴，刮至第 10 胸椎棘突下，旁开 1.5 寸的胆俞穴，刮 10 ~ 30 次，以皮肤潮红为度（图 5 - 27 - 8）。

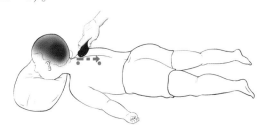

图 5 - 27 - 8　刮背部

此法对小儿手足口综合征起调护作用，宜 3 ~ 5 天 1 次，4 次为 1 个疗程，宜连续用 2 ~ 3 个疗程，同时应注意避开皮损处。

（四）健康小贴士

1. 起居

（1）注意休息，空气宜流通，小儿饮食宜清淡，不宜过食辛辣油腻和生冷之物，多饮水。

（2）小儿疱疹瘙痒时，切勿挠破，以防皮肤化脓感染。

（3）本病流行时不宜带小儿到公共场所，注意家庭环境卫生和小儿个人卫生。

2. 食疗

绿豆苡仁百合汤

组成：绿豆30g，薏苡仁15g，百合30g，芡实15g，淮山药15g，冰糖适量。

用法：以水煎煮，每日分两次分服，连服数日。

功效：泻热解毒，健脾除湿。

主治：疼痛剧烈，流涎拒食的小儿手足口综合征。

出处：李永来. 中华食疗大全［M］. 哈尔滨：科学技术出版社，2013.

二十八、小儿周围性面瘫

（一）概述

面瘫俗称"歪嘴""口眼㖞斜""口僻"，又称"面神经炎""面神经麻痹"。此病可发生在各个年龄段，春秋两季多见，临床上可分为周围性面瘫和中枢性面瘫。以下主要介绍小儿周围性面瘫，其主要表现为口眼㖞斜、舌头发麻、发音不清、眼睑闭合不全、不能抬眉、闭眼等。据统计，在十岁以下小儿中发病率约为3/10万，虽然远低于成年人，但是家长们也要引起重视。

西医学认为，小儿周围性面瘫多由急性非化脓性茎乳突内的面神经炎所致，中医学认为小儿周围性面瘫的病位在经络，由于小儿形气未充，脏腑娇嫩，卫外不固，风痰中络，加之风寒侵袭，导致局部经络瘀滞，筋脉失养所致。刮痧对于小儿周围性面瘫有很好的调护作用。

（二）临床表现

1. 口眼㖞斜，抬眉、闭眼障碍。

2. 发唇音不清楚，一侧的脸部活动不灵敏。

3. 眼睑闭合功能不全。

（三）治疗

基本方：刮阳白、刮攒竹、刮四白、刮颊车、刮手阳明大肠经、刮足阳明胃经。

加减方：有受凉史，加刮背部；神疲倦怠，加刮足三里；舌麻，味觉减退，加刮廉泉。

1. 刮穴位

（1）刮阳白穴：小儿自由体位，刮痧板蘸取少许介质，在面部瞳孔直上，眉上一寸的阳白穴刮拭 10~30 次，力度柔和，以皮肤潮红为度（图 5-28-1）。

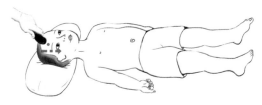

图 5-28-1　刮阳白穴

（2）刮攒竹穴：小儿自由体位，刮痧板蘸取少许介质，在眉头凹陷中的攒竹穴附近刮拭 10~30 次，力度柔和，以皮肤潮红为度（图 5-28-2）。

（3）刮四白穴：小儿自由体位，刮痧板蘸取少许介质，

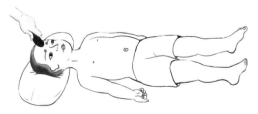

图 5 - 28 - 2 刮攒竹穴

在面部瞳孔直下，当眶下孔凹陷的四白穴刮拭 10～30 次，力度柔和，以皮肤发红为度（图 5 - 28 - 3）。

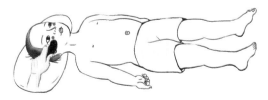

图 5 - 28 - 3 刮四白穴

（4）刮颊车穴：小儿自由体位，刮痧板蘸取少许介质，在面部咬肌隆起处的颊车穴从前至后刮拭 10～30 次，力度柔和，以皮肤潮红为度（图 5 - 28 - 4）。

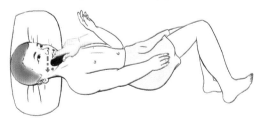

图 5 - 28 - 4 刮颊车穴

（5）刮足三里穴：小儿自由体位，刮痧板蘸取少许介质，在小腿外侧，膝眼下 3 寸、胫骨外 1 横指处的足三里穴刮拭 20～30 次，以皮肤发红为度（图 5 - 28 - 5）。

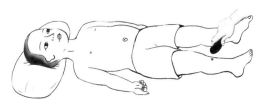

图 5 - 28 - 5　刮足三里穴

（6）刮廉泉穴：小儿仰卧位，刮痧板蘸取少许介质，在颈部前正中线上，喉结上方，舌骨上缘凹陷处的廉泉穴刮拭10~30次，力度柔和，以皮肤发红为度（图5 - 28 - 6）。

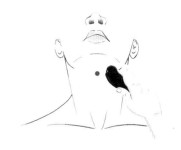

图 5 - 28 - 6　刮廉泉穴

2. 刮经络

（1）刮手阳明大肠经：小儿自由体位，刮痧板蘸取少许介质，沿大肠经从肘横纹外侧端，当尺泽与肱骨外上髁连线中点的曲池穴，刮至第一、二掌骨间，当第二掌骨桡侧中点处的合谷穴，轻刮20~30次，以皮肤潮红或起红色血斑为度（图5 - 28 - 7）。

（2）刮足阳明胃经：小儿自由体位，刮痧板蘸取少许介质，沿胃经从小腿外侧膝眼下3寸，胫骨外1横指处的足三里

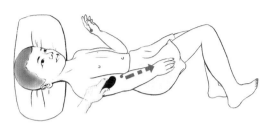

图 5 - 28 - 7　刮手阳明大肠经

穴，刮至踝关节前面中央凹陷中的解溪穴，轻刮 10～30 次，以皮肤潮红为度（图 5 - 28 - 8）。

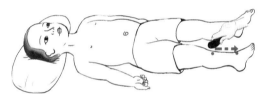

图 5 - 28 - 8　刮足阳明胃经

3. 刮部位

刮背部：小儿俯卧位，刮痧板蘸取少许介质，沿两侧膀胱经从第三胸椎棘突下，旁开 1.5 寸的肺俞穴，刮至第二腰椎棘突下，旁开 1.5 寸的肾俞穴，刮拭 20～30 次，以轻微发红为度（图 5 - 28 - 9）。

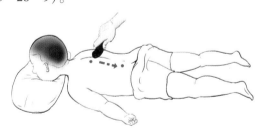

图 5 - 28 - 9　刮背部

此法宜 3～5 天 1 次，4 次为 1 个疗程，此病为慢性发作性疾病，宜连续用 2～3 个疗程。

（四）健康小贴士

1. 起居

（1）注意气候变化，适当增减衣物，避免吹风受寒，尤其是头面部，可戴围巾和口罩。夏天时，应避免电扇正面吹向小儿。

（2）小儿宜饮食清淡，不宜过食辛辣、油腻及生冷的食物。

（3）每晚用热毛巾敷脸四次，每次十分钟，可加快面部血液流动。

2. 食疗

防风粥

组成：防风 10～15g，葱白茎、粳米 30～60g。

用法：前两味水煎取汁去渣，取粳米煮成粥，待粥将要煮熟时加入药汁，煮成稀粥温服。

功效：祛风散寒。

主治：恶风寒的小儿周围性面瘫。

出处：李永来. 中华食疗大全［M］. 黑龙江：科学技术出版社，2013.

二十九、小儿强直性脊柱炎

（一）概述

小儿强直性脊柱炎是儿科常见病之一，是以骶髂和脊柱等关节的慢性炎症为主要特征的结缔组织病，早期常于下背部、臀部、腹股沟及髋部等处反复发生疼痛，甚至出现驼背畸形。据国外统计，小儿强直性脊柱炎的患病率为 10～86/10 万，也就是 1 千人中将近 1 人患有此病，可见小儿强直性脊柱炎是儿童常见的一种关节病，父母应该做到早预防，早发现，早治疗。

　　小儿强直性脊柱炎的患病因素较多，西医学认为导致小儿强直性脊柱炎的原因多与遗传有关，也与幼儿的免疫功能失调有密切的关系。中医学认为，强直性脊柱炎是因肾精不足致督脉及膀胱经空虚，卫外不固，风寒湿邪乘虚而入，留于经络、筋脉、骨节或瘀血阻络而发此病；病位多在肾、督脉和膀胱经，临床可分为湿热蕴结型、寒湿闭阻型、气虚血瘀型和肝肾亏虚型。刮痧疗法对于各型小儿强直性脊柱炎具有一定的调护作用。

（二）临床表现

1. 早起乏力、消瘦、间断低热。

2. 骶髂关节及脊柱酸痛。

3. 肌肉痉挛、僵硬，有晨僵现象。

（三）治疗

基本方：刮大杼、刮委中、刮承山、刮督脉、刮膀胱经。

加减方：脊柱僵硬，加刮背部；气虚乏力，加刮足三里。

1. 刮穴位

（1）刮大杼穴：小儿俯卧位，刮痧板蘸取少许介质，在第一颈椎棘突下旁开 1.5 寸的大杼穴刮 30～50 次，以潮红为度（图 5 - 29 - 1）。

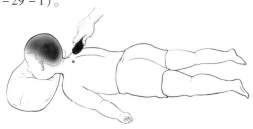

图 5 - 29 - 1　刮大杼穴

（2）刮委中穴：小儿俯卧位，刮痧板蘸取少许介质，在后腿腘窝的委中穴处刮 20～30 次，以皮肤潮红为度（图 5 - 29 - 2）。

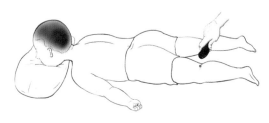

图 5 - 29 - 2　委中穴

（3）刮承山穴：小儿俯卧位，刮痧板蘸取少许介质，在后腿腓肠肌两肌腹与肌腱交角穴处刮 20～30 次，以皮肤潮红为度（图 5 - 29 - 3）。

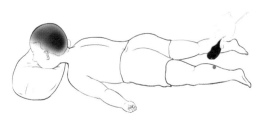

图 5 - 29 - 3　刮承山穴

（4）刮足三里穴：小儿自由体位，刮痧板蘸取少许介质，在下肢小腿外侧膝眼下 3 寸，胫骨外 1 横指处足三里穴进行刮拭 20～30 次，以皮肤发红为度（图 5 - 29 - 4）。

2. 刮经络

（1）刮督脉：小儿俯卧位，刮痧板蘸取少许介质，沿督脉从第七颈椎棘突下凹陷处的大椎穴至第二腰椎棘突下凹陷中的命门穴轻刮 20～30 次，以皮肤潮红或起红色血斑为度（图

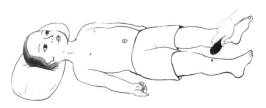

图 5 - 29 - 4　刮足三里穴

5 - 29 - 5）。

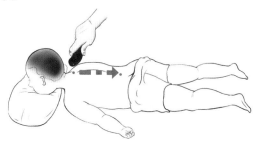

图 5 - 29 - 5　刮督脉

（2）刮足太阳膀胱经：小儿自由体位，刮痧板蘸取少许介质，沿着两侧膀胱经从第 3 胸椎棘突下，旁开 1.5 寸的肺俞穴至第 2 腰椎棘突下，旁开 1.5 寸的肾俞穴轻刮 20～30 次，以皮肤潮红或起红色血斑为度（图 5 - 29 - 6）。

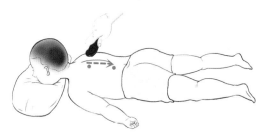

图 5 - 29 - 6　刮足太阳膀胱经

（3）刮足少阴肾经：小儿自由体位，刮痧板蘸取少许介质，分别沿着两侧肾经从足内侧、内踝尖下方凹陷处的照海穴至腘窝内侧、半腱肌腱与半膜肌腱之间的阴谷穴轻刮拭 20 ~ 30 次，手法宜刚柔相济，以皮肤潮红为度（图 5 - 29 - 7）。

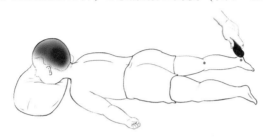

图 5 - 29 - 7　刮足少阴肾经

3. 刮部位

刮背部：小儿自由体位，刮痧板蘸取少许介质，沿着膀胱经从第 1 胸椎棘突下，旁开 1.5 寸的大杼穴至第 2 腰椎棘突下，旁开 1.5 寸的肾俞穴进行刮拭 20 ~ 30 次，以皮肤潮红或有痧点为度（图 5 - 29 - 8）。

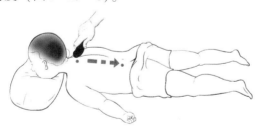

图 5 - 29 - 8　刮背部

此法宜 3 ~ 5 天 1 次，4 次为 1 个疗程，此病为慢性发作性疾病，宜连续用 2 ~ 3 个疗程。

（四）健康小贴士

1. 起居

（1）应帮助小儿摆正良好的身姿，因不正确的姿势会加重脊柱的弯曲和病变，小儿行走、坐位和站立时应挺胸收腹。

（2）睡觉时，不用枕或用薄枕，睡硬木板床，取俯卧位或仰卧位，每天俯卧半小时，并且做一些颈椎、腰椎及肢体运动。

2. 食疗

（1）白芷羊肉汤

组成：白芷 20g，羊肉 100g，适量黄酒、姜、葱、精盐。

用法：小火熬汤。

功效：祛寒通络，温阳补血。

主治：恶寒喜暖的小儿强直性脊柱炎。

出处：李永来. 中华食疗大全［M］.哈尔滨：黑龙江科学技术出版社，2013.

（2）薏苡仁米粥

组成：薏苡仁 50g，粳米 50g。

用法：水煮成粥。

功效：利湿通络。

主治：肌肉痉挛僵硬的小儿强直性脊柱炎。

出处：李永来. 中华食疗大全［M］. 哈尔滨：黑龙江科学技术出版社，2013.

三十、小儿脊髓灰质炎

（一）概述

小儿脊髓灰质炎即小儿麻痹症，是由脊髓灰质炎病毒引起的一种肠道传染病，主要侵犯脊髓灰质，以发热、上呼吸道症状（咳嗽、咽痛等）为主要临床表现，常被误认为"上感"，随即会出现肢体疼痛微软、肌肉松弛等症状，少数小儿可出现肢体持续性麻痹（瘫痪）。据相关统计，呼吸道感染占儿科门诊疾病的80%，其中反复呼吸道感染患儿占20%～30%，小儿脊髓灰质炎治疗难度大，家长应做好预防措施。

西医学认为，本病是由脊髓灰质炎特异性肠道病毒引起的急性传染病。而中医学认为，本病多因感受风热暑湿疫毒之邪，经口鼻而入，内伏经脉，导致肺热叶焦而发病。其病位在肺、胃、肝、肾，因感受时邪疫毒，脏腑功能失调，正气不足，故治宜祛邪扶正。刮痧疗法对各型小儿脊髓灰质炎具有一定的调护作用，为本病的治疗提供了新思路。

（二）临床表现

1. 前期（1～4天）全身不适、感觉过敏，或头痛、咳嗽等。

2. 四肢肌肉疼痛、双峰热、肌肉震颤。

3. 腱反射亢进或消失。

4. 瘫痪、肌肉萎缩。

（三）治疗

基本方：刮曲池、刮足三里、刮脾经、刮肾经、刮肺经、刮六腑、刮天河水。

加减方：上呼吸道症状，加刮胸部正中；肺部感染，加刮两肺体表投影区；上肢瘫加刮曲池至商阳；下肢瘫加刮犊鼻至厉兑。

1. 刮穴位

（1）刮曲池穴：小儿自由体位，刮痧板蘸取少许介质，在肘横纹头外侧端与肱骨外上髁连线中点曲池穴位附近刮拭10～30次，以皮肤潮红为度（图5－30－1）。

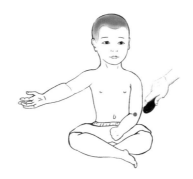

图 5 - 30 - 1　刮曲池穴

（2）刮足三里穴：小儿自由体位，刮痧板蘸取少许介质，在小腿外侧犊鼻下三寸，距胫骨前嵴一横指处足三里穴刮拭 10 ~ 30 次，适度即可（图 5 - 30 - 2）。

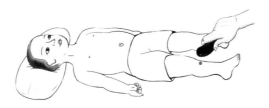

图 5 - 30 - 2　刮足三里穴

2. 刮经络

（1）刮足太阴脾经：小儿自由体位，刮痧板蘸取少许介质，沿脾经从足内踝尖上三寸，胫骨内侧缘后方的三阴交穴至胫骨内侧髁后下方凹陷处的阴陵泉穴刮拭 10 ~ 30 次，以皮肤潮红或起红色血斑为度（图 5 - 30 - 3）。

（2）刮足少阴肾经：小儿自由体位，刮痧板蘸取少许介质，沿肾经从内踝尖下方凹陷处的照海穴刮至腘窝内侧、半腱肌腱与半膜肌腱之间的阴谷穴，刮拭 20 ~ 30 次，手法宜刚柔

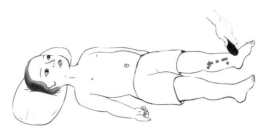

图 5 - 30 - 3 足太阴脾经

相济，以皮肤潮红或起红色血斑为度（图 5 - 30 - 4）。

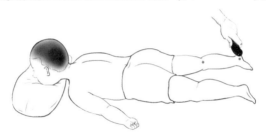

图 5 - 30 - 4 刮足少阴肾经

（3）刮手太阴肺经：小儿自由体位，刮痧板蘸取少许介质，沿肺经从尺泽与肱骨外上髁连线中点凹陷处的曲池穴刮至桡骨茎突上方、腕横纹上 1.5 寸的列缺穴，刮拭 10 ~ 30 次，以皮肤潮红为度（图 5 - 30 - 5）。

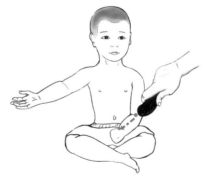

图 5 - 30 - 5 刮手太阴肺经

（4）刮六腑：小儿自由体位，刮痧板蘸取少许介质，在前臂尺侧缘，用刮痧板从肘横纹内侧端与肱骨内上髁连线的中点处的少海穴沿直线刮至腕掌侧尺侧端，尺侧腕屈肌腱的桡侧凹陷处的神门穴，刮拭10～30次，以皮肤潮红为度（图5－30－6）。

（5）刮天河水：小儿自由体位，刮痧板蘸取少许介质，自前臂正中总筋轻刮至肱骨外上髁连线中点凹陷处的曲池穴，刮拭10～30次，以皮肤潮红为度（图5－30－7）。

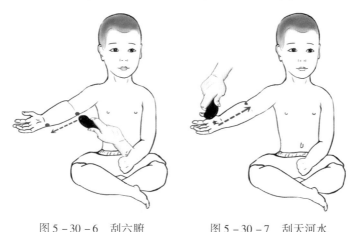

图5－30－6　刮六腑　　　　图5－30－7　刮天河水

3. 刮部位

（1）刮上肢：小儿自由体位，刮痧板蘸取少许介质，从肱骨外上髁连线中点凹陷处的曲池穴缓慢向下刮至食指末节桡侧，指甲根角侧上方的商阳穴，刮拭10～30次，以皮肤潮红为度（图5－30－8）。

（2）刮下肢：小儿自由体位，刮痧板蘸取少许介质，从髌骨与髌韧带外侧凹陷中的犊鼻穴轻刮至足第二趾末节外侧，趾甲根角侧后方0.1寸的厉兑穴，刮拭10～30次，以皮肤潮红为度（图5－30－9）。

（3）刮两肺体表投影区：小儿自由体位，刮痧板蘸取少

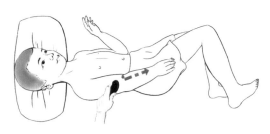

图 5 – 30 – 8　刮上肢

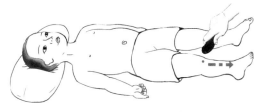

图 5 – 30 – 9　刮下肢

许介质，在胸骨正中由内向外沿肋骨刮肺部体表投影区，刮拭
10～30 次，以皮肤潮红为度（图 5 – 30 – 10）。

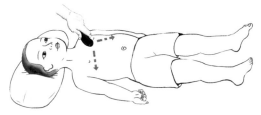

图 5 – 30 – 10　刮两肺体表投影区

此法宜 3～5 天 1 次，4 次为 1 个疗程，此病为慢性发作性
疾病，宜连续用 2～3 个疗程。

（四）健康小贴士

1. 起居

（1）家长要保证小儿安全，避免发生意外事故，注意防止跌伤。

（2）在小儿饮食方面，应多吃富含蛋白质和卵磷脂的食物，补充小儿身体生长所必需的维生素。

（3）小儿卧床休息，保持呼吸道通畅，所用被褥要软，保持皮肤清洁卫生，以防褥疮的发生。

2. 食疗

山药薏苡仁粥

组成：薏苡仁、淮山药各 30g，大枣 12 枚，小米 100g，白糖 10g。

用法：以水煮粥。

功效：健脾利湿清热。

主治：大便稀溏，食少纳呆的小儿脊髓灰质炎。

出处：李永来．中华食疗大全［M］．哈尔滨：黑龙江科学技术出版社，2013.

主要参考文献

1. 中国民间医术绝招（儿科部分）[M]. 呼和浩特：内蒙古人民出版社，1996.

2. 古今刮痧法的比较研究 [J]. 中医杂志，2010，51（3）：274.

3. 小儿刮痧辅助治疗婴幼儿疱疹性咽峡炎实热证49例临床观察 [J]. 中医儿科杂志，2019，15（2）：82 - 84.

4. 刮痧法治疗小儿积滞化热证60例疗效观察 [J]. 中医儿科杂志，2010，6（1）：41 - 42.

5. 按摩刮痧疗法治疗小儿厌食症的临床疗效观察 [J]. 中华全科医师杂志，2013，12（4）：315.

6. 李树春. 小儿脑性瘫痪 [M]. 郑州：河南科学技术出版社，2000.

7. 汪受传. 中医儿科学 [M]. 北京：人民卫生出版社.

8. 膳书堂文化. 中医食疗药膳 [M]. 北京：中国画报出版社，2008.

9. 江育仁，朱锦善. 现代中医儿科学 [M]. 上海：上海中医药大学出版社，2005.

10. 李盛华. 常见病的中医预防调护 [M]. 兰州：甘肃文化出版社，2011. 200、772

11. 李永来. 中华食疗大全 [M]. 哈尔滨：黑龙江科学科技出版社，2012. 359、565、732、5388 - 7357.

12. 韩新民，熊磊．中医儿科学［M］．北京：人民卫生出版社，2016：101.

13 陈梦雷．古今图书集成医部全录（儿科）［M］．北京：人民卫生出版社1991：186、277.

14. 崔丽华，尹俊．中药食疗、头孢呋辛钠治疗小儿支气管肺炎疗效观察［J］．社区中医药，2008，24（21）：42.

15. 曾上劼．经络刮痧的中医原理浅析［J］．四川中医，1999，17（4）：54.

16. 王敬，杨金生．刮痧疗法简介［J］．中国中医药信息杂志，1995，2（1）：21.

17. 李琳．试述痧证及刮痧疗法源流［J］．湖北中医药杂志，1995，1（17）：30.

18. 张秀琴．张秀琴刮痧全书［M］．长春：吉林科学技术出版社，2011：70 - 73.

19. 王之虹．新编中国推拿［M］．北京：人民卫生出版社，2012：495 - 537.

20. 刘明军．实用推拿技术［M］．北京：中国中医药出版社，2016：57 - 100.

21. 葛洪．肘后备急方［M］．天津：天津科学技术出版社，2015：208.

22. 龚云林．小儿推拿秘旨［M］．天津：天津科学技术出版社，2014：90.

23. 王烈．婴童厄话［M］．北京：中国中医药出版社，2016：143.

24. 吴谦．医宗金鉴［M］．北京：人民卫生出版社，1963：93 - 168.

25. 黎炳南．黎炳南儿科经验集［M］．北京：人民卫生出版社，2004：166－260.

26. 中国民间医术绝招儿科部分［M］. 呼和浩特：内蒙古人民出版社，1996：345.

27. 古今刮痧法的比较研究［J］. 中医杂志，2010，51（3）：274.

28. 小儿刮痧辅助治疗婴幼儿疱疹性咽峡炎实热证49例临床观察［J］. 中医儿科杂志，2019，15（2）：82－84.

29. 刮痧法治疗小儿积滞化热证60例疗效观察［J］. 中医儿科杂志，2010，6（1）：41－42.

30. 按摩刮痧疗法治疗小儿厌食症的临床疗效观察［J］. 中华全科医师杂志，2013，12（4）：315.

31. 李树春. 小儿脑性瘫痪［M］. 郑州：河南科学技术出版社，2000：75－79.

32. 田琨，李茂洪，李丽. 穴位刮痧治疗感冒200例［J］. 中医外治杂志，1998，7（4）：19.

33. 傅贞亮. 中医刮痧130问［M］. 西安：世界图书出版西安公司，1998：7、39、111、232、239.

34. 杨亚，陈华. 中医刮痧疗法的作用机制及临床应用研究进展［J］. 全科护理，2011，9（8）：2237－2238.

35. 田辉. 中医食疗药膳［M］. 北京：中国画报出版社，2007.

36. 刘弼臣. 中医儿科治疗大成［M］. 石家庄：河北科学技术出版社.

37. 杨霁云. 小儿夜间遗尿症发病机制及诊治进展［J］. 实用儿科临床杂志，2005，20（5）：385－387.